# ADELGAZA TU MENTE

# JANET SANDOVAL

# ADELGAZA TU MENTE

## 10 PASOS PARA PERDER PESO DONDE REALMENTE LO NECESITAS

Diseño y maquetación: Oscar Alberto Mora Vizcarra | AV&Asoc.
Corrección ortográfica y edición: Daniel Fierro
Fotografía de portada: María de Sol Sandoval
Editorial: JS Press

Contacto:
Email: js@grassfoods.mx
Web: janetsandoval.com

ISBN: 979-8-9995702-1-5

*A mi motivo para ser mejor cada día: mis hijos Valeria,*
*Eduardo, Santiago y Alonso.*
*A mi compañero de vida, mi esposo, Alfredo.*
*Al orgullo de donde provengo: mis padres, Jaime y Janeth.*
*A mis almas gemelas: mis hermanos, Marisol, Luisa y Jaime.*
*A mis mejores amigos y hermanos por elección: Luis, Javier*
*y Brisa.*
*A la alegría de mi familia, mis sobrinos, Luciana, Amanda,*
*Javi, Joaquin y Alejandro.*
*A los que cambiaron el rumbo de mi vida, mis socios, Juan*
*y Enrique.*
*A la incondicional, mi socia, Judith.*

# ÍNDICE

# INTRODUCCIÓN

Fundé una compañía que cocinaba, empacaba y entregaba comida lista en un programa de veintiocho días para perder peso; vendía comida para adelgazar, para enflacar. Estaba tan segura de lo que vendía y de los resultados que obtenía el cliente, que incluso ofrecía la garantía de devolverte tu dinero si no te funcionaba.

Entregaba comida de primera calidad en la puerta de tu casa y, con eso, hacía que el camino hacia la pérdida de peso fuera fácil y divertido. Mi negocio creció de boca en boca, por las recomendaciones de mis clientes satisfechos, porque las personas alrededor notaban inmediatamente los cambios físicos o se les antojaba comer lo que yo les enviaba. Debido a la forma en la que operaba mi negocio, me convertí en una experta en pérdida de peso.

Me sentía orgullosa de acompañar a mis clientes en su proceso de transformación física en donde alrededor del setenta y cinco por ciento lograba el objetivo. Se convertían en clientes frecuentes y, sin querer, en mis vendedores gracias a sus recomendaciones. Se sentían tan bien mientras estaban en el programa que, de alguna manera, lo querían repetir continuamente y me sentía feliz con ellos. Estos clientes eran la parte sencilla del negocio: solo era cocinar, entregar y esperar resultados.

Pero fue el veinticinco por ciento restante de los clientes que se les dificultaba el plan lo que me enloqueció, me apasionó y me hizo cuestionarme, investigar, preguntar, trabajar horas extra, transformar recetas, modificar estrategia y buscar respuestas. Quería darles lo mismo que les ofrecía a los que sí obtenían los resultados, pero no buscaba enflacarlos, aunque eso era lo que parecía. Lo que realmente quería era acompañarlos en esa transformación física que provoca otro tipo de transformaciones personales y laborales que los hacen sentir felices, exitosos y orgullosos de sí mismos.

Los clientes confiaron en mí. Me dejaron probar, experimentar y hacer diferentes cambios en su alimentación y me compartieron su experiencia. La información fluyó como río mientras yo investigaba, tomaba notas y conectaba patrones. Utilicé a mis clientes como muestra de experimento y mi cocina como laboratorio. Les cocinaba y les entregaba; se lo comían y después los pesaba y los entrevistaba.

Descubrí información maravillosa que a veces no tenía absolutamente nada que ver con la comida. Comencé a conectar lo que comían con el estado emocional con el nivel de hambre y los resultados en la báscula, y aunque la información que obtuve en ese momento parecía suficiente para tener una teoría sólida, me faltaba experimentarla yo misma, con las pruebas de la vida, para validar mi teoría.

# MI HISTORIA

*"La vida está llena de cambios, cambios de todo tipo, que llegan solos, que buscamos, que no queremos y a veces tampoco esperamos en donde la forma en la que nos enfrentamos a ellos es lo que nos hace experimentar el éxito en la vida."*

## Cambios necesarios y urgentes

Siempre he sido excelente estudiante desde que tengo memoria y, al terminar la preparatoria, parecía que me esperaba una exitosa carrera universitaria. Aunque siempre sostuve la idea de que lo que más soñaba en mi vida era poder tener una carrera profesional exitosa, realmente lo que más soñaba era tener una familia con muchos, muchos hijos. En esa época la parte laboral y la maternidad no parecía ser un buen combo en mis sueños. Así que muy dentro de mí estaba convencida que tenía que estudiar algo que en el futuro me permitiera poder dedicarme a mi familia, o bien, olvidar todo lo relacionado con trabajar y dedicarme por completo a mi familia en caso de que se presentara la oportunidad.

Así sucedió. La oportunidad llegó cuando conocí a Alfredo. Nuestro noviazgo duró un año y medio y nos casamos para recibir a nuestra primera hija, Valeria, en septiembre de 2004. Cuando la tuve por primera vez en mis brazos supe que estaba lista para formar la familia que tanto soñé. No podía creer que se pudiera sentir tanto amor, así que decidí dedicarme por completo a mi familia y dejé la universidad para recibir a nuestro segundo hijo, Eduardo, en julio de 2007.

Mi familia ha sido y siempre será el proyecto más importante de mi vida, y a pesar de estar viviendo mi sueño, dedicándome a lo que siempre quise, hubo momentos en donde perdía el control de mis emociones con facilidad, reaccionando impaciente e intolerante. Colgaba una cara de puño casi la mayor parte del día. Me veía amargada y poco entusiasmada ante la vida. Verdaderamente no tenía ningún sentido; no le podía pedir nada más a la vida. Estaba de frente a una vida maravillosa reaccionando completamente incómoda emocionalmente. No estaba satisfecha con mi desempeño como mamá. Necesitaba dar más de mí y sabía que en el fondo esos comportamientos que tenía no me pertenecían, pero no tenía ninguna herramienta para poder hacer un cambio que era necesario y urgente.

Me negaba a ofrecer esa versión de mí a mi familia y decidí que haría lo que fuera para cambiar de manera inmediata. Estaba dispuesta a todo con tal de volver a recuperar mi verdadera personalidad. Quería poder volver a vivir en esa tranquilidad, paciencia y amor que sabía que existían en mi interior. No estaba dispuesta a ocultar todo el amor que sentía por mi familia debajo de una ola de emociones que me revolcaba de manera constante.

La necesidad de entender la raíz de mi descontrol emocional, que afectaba de manera directa a mis niños, fue el inicio de mi desarrollo personal. A base de todo tipo de terapia, cursos de superación personal, talleres de cambios de comportamiento y muchos, muchos libros, fui avanzando y mejorando. Me sentía mejor día a día. Dedicaba tiempo para leer y caminar, me levantaba más temprano, organizaba mi rutina y mis actividades familiares y personales. Me volví más responsable. Aunque algunas veces podía sentir la ola emocional, tenía mayor control sobre mis reacciones, lo cual, me hizo experimentar un poder mayor sobre mí misma que me llenaba de orgullo y felicidad. Me sentía en paz la mayor parte del tiempo.

Me convencí de que siempre que estás dispuesto a cambiar y estás abierto a convertirte en una mejor persona, las respuestas llegan, la ayuda se presenta y los milagros suceden. Mi estado emocional mejoró considerablemente y eso me inspiró, me hizo sentir poderosa. Después de todo este trabajo personal estaba lista para recibir a mi tercer hijo, Santiago, en julio de 2010, ofreciéndole una mejor mamá.

## Cambios que provocan más cambios

Mi desarrollo personal no se detuvo y me di la oportunidad de explorar diferentes tipos de lectura, asistir a clases de cocina y tomar un diplomado en logoterapia. Me enfoqué en participar en actividades que me interesaban y, al mismo tiempo, me seguían sirviendo para mi desarrollo personal. Era una forma de seguir cuidando de mi misma para poder ofrecer un buen trabajo como mamá. Mientras más me desarrollaba como ser humano, más habilidades desarrollaba en la vida cotidiana con mis hijos y mi familia.

Cuando trabajas en hacer cambios en tu vida y lo logras, el éxito aparece y junto con él, crece la curiosidad por saber hasta dónde eres capaz de llegar. Es justo como me sucedió a mí: una vez que comencé a arreglar la mente y el alma, el cuerpo reclamó. Cuando abres la puerta de la transformación personal, no puedes parar; un cambio te lleva a otro y ese a otro y así sucesivamente.

Comencé a tener la necesidad de poner atención en lo que estaba comiendo, en cuidar mi cuerpo y me volví más sensible a lo que comía. De ahí nació el deseo de querer ser una persona que le gustara la vida saludable. Por supuesto que quería verme mejor y quería bajar de peso; también tenía que acomodar algunos detalles que los embarazos habían dejado en mi cuerpo.

La información que tenía en temas de alimentación era bastante limitada: un poco de información que aprendí de mis padres; el marketing y la metralleta de información que iba pescando por todos lados; los consejos de las tías, de las primas, de las ami-

gas; y algunas que otras recomendaciones de un par de nutrió-
logas que conocí, las cuales jamás puse en práctica, pues eran
complicadísimas, y desde el primer día que intentaba hacer un
cambio en la alimentación, no funcionaban.

Intenté poner en práctica las dietas de moda, trucos famosos
como el agua con limón en ayunas. Compré cantidad de productos de moda de la "mejor calidad", bajos en grasa, sin carbohidra-
tos, sin azúcar, sin gluten, "light", con aceite de toronja para bajar
la panza y hasta probé ampolletas de alcachofa, que todavía me
acuerdo a lo que saben y me vuelven a dar ganas de vomitar. Leí
infinidad de libros de los mejores expertos en nutrición, doctores
famosos que tienen toda mi admiración y respeto, pero que entre ellos llevan diferentes técnicas que se contraponen unas con
otras, lo cual me hizo quedar más confundida. Entre más leía,
menos sabía que comer.

Cabe mencionar que si hubo algunas mejoras en mi cuerpo que
la verdad estaba bastante necesitado de atención después de
los embarazos y mi profunda debilidad por la buena comida. Me-
joré físicamente lo más que pude, pero llegó un momento que las
mejoras se detuvieron. Me tomó algún tiempo entender que me
faltaban herramientas para seguir mejorando; me faltaba información, y también de alguna manera me daba la impresión de
que me faltaba fuerza de voluntad. Difícilmente seguía las dietas
al pie de la letra, me costaba mucho trabajo dejar de comer las
cosas que me más gustaban. Tener hambre era insoportable.

## Los cambios siempre se resisten

En verano de 2016, un año después de recibir a nuestro cuar-
to hijo, Alonso, le propuse a mi esposo que pasáramos un mes
de las vacaciones de verano juntos en una "vacación saludable"
durante la cual seguiríamos una dieta demasiado estricta que

nos diera resultados rápidos. La idea era dedicarnos de tiempo completo a nuestro cuerpo para poder llevarlo a un nivel de bienestar mayor en donde por supuesto buscábamos ser más flacos. El plan incluía recetas de cocina específicas, acompañadas de un poco de ejercicio diario. Nos aislamos socialmente y concentramos el cien por ciento de nuestra energía en seguir el plan. La dieta estaba diseñada en base a una combinación de las mejores estrategias y técnicas para perder peso—una mezcla de todo un poco.

Organicé información de libros de los mejores expertos en nutrición y apliqué los conocimientos de mi preparación como Health Coach en el Institute for Integrative Nutrition. Había creado una rutina perfecta en donde el menú estaba bien organizado y todo parecía un éxito asegurado. En la práctica nada salió como lo había planeado. Entre las compras, la preparación de la comida, la limpieza de la cocina, la falta de ingredientes, el hambre y la rutina con los niños, el fracaso parecía más probable.

Finalmente, después de tres días siguiendo las instrucciones y comiendo los platillos que yo misma propuse, el descontrol emocional volvió a hacerse presente. Volví a comportarme impaciente, intolerante y llena de frustración. Mi plan de la "vacación saludable" terminó con una frase clara y concisa: "Olvídalo, yo no puedo estar a dieta; tengo que comer o me voy a convertir en una psicópata", le dije a mi esposo. Me había dado por vencida; no estaba dispuesta a pagar el precio de la flacura, que parecía bastante caro para mis hijos y para las personas a mi alrededor al recibir mis reacciones emocionales descontroladas, en donde a cualquier pregunta sencilla e inofensiva, podría llegar a contestar un "¿¿¿¿Queeeeeeeeeeee?????", con un tono de voz alto, que me hacía sentir profundamente avergonzada en las siguientes horas.

Me liberé de la presión de la dieta de inmediato y por unos días me sentí mejor al estar en control emocional, pero la verdad, por dentro me sentía una perdedora. ¿Cómo podía ser que no tuviera la fuerza de voluntad para cumplir un objetivo de tan solo cuatro semanas? A pesar de que frente a los demás actuaba como si no me importara, en el fondo me sentía mal, pero no era por el peso, ni por la talla de mi cuerpo, era porque no había podido concretar el plan que yo misma me había propuesto. Me sentía débil y frustrada; me sentía con la capacidad mental de poder lograrlo, pero fracasada al no poder completarlo.

Durante las siguientes semanas seguí con el plan porque mi esposo parecía que no tenía ningún obstáculo que le permitiera renunciar. Cociné el menú como lo habíamos planeado; él estaba dispuesto a seguir, y fuera de eso, se estaba sintiendo mejor que nunca. Mientras tanto, yo me sentía una perdedora en silencio. El plan estaba siendo un éxito total para él y, en cambio para mí, la peor pesadilla y fracaso. Para ese entonces comía bastante saludable y no tenía problemas de sobrepeso, pero para los estándares que yo misma me había propuesto, sabía que todavía podía mejorar más. No me sentía parte de esa comunidad de gente saludable que siente amor por las ensaladas y no falla al gimnasio. Por el contrario, me sentía inhabilitada y poco valiente. Y me sentí todavía peor cuando pasó la primera semana y el trabajo de comprar ingredientes, cocinar y empacar snacks ya no parecía tan pesado. Había logrado mantener un buen ritmo en la nueva dinámica, lo que me hacía tener que luchar con los pensamientos que me acribillaban con frases como "nunca podrás convertirte en una de esas personas saludables que tanto deseas ser", "no tienes la fuerza de voluntad", "las dietas no son lo tuyo", y por un momento realmente creí que en realidad no estaba capacitada para poder lograr ese objetivo. Tuve que ponerle pausa a mi cabeza para poder dar lo mejor de mi en las vacaciones y seguir con el plan para mi esposo.

Después de que pasaron cuatro semanas y mi esposo perdió tres tallas, compartimos nuestra experiencia de regreso a casa. Él se sentía feliz, ligero y sobre todo muy exitoso y poderoso. Mientras conversamos y compartimos como nos sentíamos con el reto, llegamos a la conclusión de que para que alguien pudiera lograr esa transformación en tan poco tiempo, se tenían que juntar varios factores: la concentración de la energía completamente en la dieta, donde la prioridad de esas semanas tendría que ser seguir las instrucciones, tener un conocimiento amplio de la estrategia para poder hacer cambios que no afecten el plan y, tener la comida lista para que los ataques de hambre no puedan más que la voluntad. Cerré nuestra conversación con la frase "Quien quiera lograr lo mismo que tú, me necesita a mí" y me reí. Él también se rió, en complicidad y agradecimiento.

Pocos segundos después, replicó: "Ahí tienes un negocio, hazlo". En ese momento no estaba interesada en salirme de mi zona de confort, y la conversación se terminó ahí, quedando todo como una pequeña broma.

## Cambios fáciles

A principios de enero de 2017, como cada año, cuando todos están preparando sus propósitos de Año Nuevo, el tema más popular de todos los tiempos—la pérdida de peso— estaba sobre la mesa. Mi cuñado Javi llegó a la casa diciendo que se había inscrito en un reto organizado en su oficina para bajar de peso, en el que todos tenían que pesarse y ponerse a dieta. Cuatro semanas después, la persona que más kilos perdiera se llevaría cincuenta mil pesos en efectivo que provenían de todos los colegas de la oficina interesados en participar del reto. Parecía bastante interesante el premio, y yo sabía cómo ayudarlo a ganar de la manera más fácil; aun así, no dije nada.

Dos días después, en una cena con dos grandes amigas, mamás y profesionistas de tiempo completo, nuevamente se abrió el tema de la pérdida de peso. Las dos compartieron su sentimiento de frustración por no poder bajar de peso y las quejas duraron casi toda la cena. En ese momento, me pareció que tenía mucho que compartir con la experiencia que tuve del verano anterior con mi esposo. Tenía ganas de inspirarles que era posible y sencillo. Quería compartir lo que había aprendido en esas semanas cocinando para mi esposo, pero era demasiada información.

Era muy fácil para mí ver que sus responsabilidades profesionales y personales estaban rebasadas como para encargarse de recetas de cocina, comida con reglas específicas y a todo eso sumarle un toque de poca fe, ya que en ocasiones anteriores las dietas no habían funcionado. Decidí ayudarles y les propuse cocinar su dieta durante las siguientes semanas. Realmente quería comprobar que era posible que tuvieran los mismos resultados que mi esposo y me ilusionaba pensar que yo podía ayudarles a concretar algo importante en sus vidas. Entusiasmadas junto conmigo decidieron confiar en mí.

De inmediato, decidí llamar a mi cuñado para decirle que le cocinaría la comida de su dieta durante las siguientes cuatro semanas y, ganar el reto a cambio de la mitad del premio. Estaba segura de que lo ganaríamos. Emocionado aceptó la oferta y se preparó para seguir la dieta que yo misma le cocinaría.

Cocinaba lo mismo para todos: desayuno, comida, cena y snacks para todo el día. Les entregaba en un solo paquete la comida de todo el día y, de esa manera, estaban preparados con la comida lista para evitar cualquier imprevisto. La comida tenía que estar lista a las cinco de la mañana para poder entregarles antes de empezar sus actividades diarias. Experimenté con varias recetas de cocina para que pudieran disfrutar de la comida y no fuera tan aburrido; los sorprendía con el menú del día todas las mañanas. No estaba pensando en que lo que estaba haciendo era un negocio, ni mucho menos que eso fuera lo que seguía; solo me divertía pensar que estábamos en un propósito juntos, en donde mi conocimiento y mi ayuda era de suma importancia. Me sentía bien sirviendo y promoviendo un cambio en ellos.

Cuatro semanas después, todos estábamos satisfechos: mis amigas se sentían felices, veían los resultados y, por supuesto, mi cuñado y yo cobramos el premio. Lo que sucedió después realmente me sorprendió. Recibí una llamada de un compañero de trabajo de mi cuñado. Me preguntó si podía cocinarle a él también, pues le urgía bajar de peso por temas de salud y me dijo que había visto los resultados de Javi. Me dijo que estaba listo para hacer lo mismo y obtener los impresionantes resultados que él mismo había visto en tan poco tiempo. La llamada me puso bastante nerviosa, y le expliqué que solamente le había cocinado a mi cuñado como una forma de ayudarlo, que no me dedicaba a eso de una manera profesional. Le expliqué que cocinaba todo en la cocina de mi casa y que no tenía las instalaciones para ofrecerle algo más profesional que no estuviera improvisado. Aunque puse bastante esfuerzo por convencerlo de que no tenía lo que él buscaba, no estaba dispuesto a recibir un no de mi parte. Me contestó que me pagaría lo que fuera con tal de recibir mi comida y bajar de peso como mi cuñado. Colgué la llamada diciéndole que me comunicaría con él más tarde, que primero tenía que revisar algunos detalles en mi agenda.

Inmediatamente llamé a mi esposo para contarle lo que había

pasado. Me dijo que no podía desaprovechar la oportunidad de ganar dinero. Me ayudó establecer el precio que me aseguraba una ganancia, en donde debido a la logística y la duración del "servicio", resultaba bastante caro. Al darme el precio, le contesté que nadie gastaría esa cantidad de dinero por la comida que yo preparaba en la cocina de mi casa, a lo que firmemente me contestó: "Eso cuesta, no puedes cobrar menos".

Con todas mis inseguridades juntas, le regresé la llamada al primer cliente potencial. Le di el precio con un tono de voz bajo, lleno de vergüenza, y, de inmediato, aceptó. Quince minutos después, el dinero estaba en mi cuenta. ¡No lo podía creer! Seguía sin poder asimilar lo que había pasado, cuando recibí una segunda llamada. Era otro compañero de trabajo, también interesado en la comida. Le di la misma explicación, con las mismas ganas de convencerlo de que no le podía dar lo que buscaba. Le di el precio y, de la misma manera, me pagó de inmediato.

Tenía mucho trabajo por hacer, y tengo que admitir que estaba muy feliz por lo que había pasado con los resultados de la dieta y de haber conseguido clientes de manera automática sin ni siquiera buscarlo, pero al mismo tiempo, me sentía muy nerviosa de pensar que la dieta no les diera resultado.

Comencé la preparación de lo que necesitaba para la siguiente semana, en donde tenía que agregar a dos personas más a la lista. Me esforcé en entregar la mejor comida para que estuvieran satisfechos con lo que estaban recibiendo.

La presentación de la comida era impecable, los platillos estaban diseñados de manera que pudieran ser fáciles de comer en la oficina y que no perdieran calidad conforme pasara el día. Se empacaba todo por separado para  ofrecer una experiencia de "comida recién hecha". El menú era divertido y original: wafles de harina de avena con mermelada natural, jugos, sandwiches, tacos de carne cocinada a fuego lento, arroz, sopas, smoothies y hasta ¡pizza!

La transformación era evidente y provenía de una instrucción muy sencilla: "come y espera resultados". La combinación de los resultados y la facilidad con la que se podían seguir las instrucciones hacían que, de boca en boca, la gente supiera de mis menús a domicilio—fue así como los llamaban en un principio. Recibí cada vez más llamadas y admito que me sentía cero calificada para lo que estaba haciendo. Yo solo cocinaba y a la gente le funcionaba. Cada vez que recibía una llamada de un nuevo cliente potencial, trataba de convencerlo de que no era lo que buscaban. Le decía cosas como: "Yo solo cocino y no sé nada más", pero no les importaba en lo más mínimo, solo querían comer mi comida y verse más flacos como sus amigos.

Estaba experimentando una forma de éxito muy especial. Hacía algo que, para mi, era demasiado sencillo— como cocinar—, y eso generaba un gran impacto en la vida de mis clientes, que de una forma muy especial me llenaba de felicidad, además de la enorme satisfacción de tener clientes que me recomendaban. Mi trabajo se vendía por sí solo cuando alguien veía mi comida.

Confieso que estaba pasándola increíble. A la semana siguiente de haber comenzado a cocinar para los nuevos clientes, se unió al proyecto una de mis mejores amigas, Judith, para juntas ser las fundadoras de un proyecto que a las dos nos cambió la vida. Un par de semanas después, como una cereza al pastel, Luisa y Jaime, mis hermanos, llegaron a completar el primer equipo de trabajo en donde los días se volvían cortos mientras cocinábamos, nos reíamos y trabajábamos juntos.

Tres meses después de que inició el experimento, ya tenía suficientes recomendaciones como para seguir cocinando en mi casa. No podíamos atender a más de doce personas por semana, ya que, por la logística, el refrigerador de mi casa no podía almacenar todas las comidas y, fuera de eso, la casa olía a pollo todo el día. Entre alimentar a mi numerosa familia y preparar la comida de los clientes, la cocina nunca descansaba.

Había que tomar las cosas en serio y decidir si queríamos seguir haciendo esto de manera formal, fue ahí cuando decidimos rentar un departamento que sería exclusivamente para cocinar. Tomamos en cuenta el precio y la ubicación del lugar, aunque desafortunadamente no pusimos atención en el estado de la estufa, la cual, ofrecía una flama de fuego tan pequeña que cocinar con un encendedor debajo de la olla era más potente. Pasamos por todas las experiencias a las que se enfrentan los emprendedores: habían momentos de locura y caos, momentos de éxito y orgullo, pero sobre todo risas. Trabajar con Luisa y Judith siempre ha sido diversión garantizada.

Poco tiempo después, volvimos a tener lista de espera. No podíamos atender a más de veinticinco personas, a pesar de que la operación de "la cocina/departamento" comenzaba desde las cuatro de la mañana y no paraba hasta las siete de la noche. El día se pasaba demasiado rápido: preparando, empacando y entregando a los repartidores las bolsas de comida para llevar al domicilio del cliente y, por supuesto, en caso de que alguno de los repartidores no llegara, hacer las entregas nosotras mismas.

Diario teníamos que pensar en el menú del día siguiente porque cabe recordar que esto era un poco intuitivo. Si hay alguno de mis clientes que me está leyendo ahorita, no olviden que se los dije desde el principio.

Era demasiado trabajo con poca planeación, así que tuvimos que empezar a estandarizar los procesos y trabajar de manera más organizada y eficiente. Judith fue la encargada de poner orden en la logística, organización y los números; Luisa se encargaba de las recetas y la revisión de la comida; Jaime se encargaba de las compras y los imprevistos; mientras yo me encargaba del soporte al cliente, aunque realmente todos teníamos que hacer lo que fuera en caso de ser necesario: limpiar, lavar frutas, verduras y trastes, deshuesar pollos y probar lo que salía horrible cuando experimentamos una nueva receta que cumpliera con las reglas de la dieta.

Recibí una propuesta de inversión en el negocio por parte de los mejores socios que alguien pueda tener en la vida, una propuesta que me elevó a un nivel de negocios que no me hubiera imaginado ni en un millón de vidas y la cual cambió el rumbo de mi destino para siempre. Acepté la propuesta y el negocio se estableció al cien por ciento. Construimos una cocina industrial de 400 m2 de acero inoxidable con los mejores equipos para cocinar y empacar.

Inauguramos la cocina en marzo del 2019 con diecinueve personas trabajando para llevar hasta la puerta de tu casa la comida más saludable que haya existido, pero lo más importante, siguiendo una estrategia que te hacía bajar de peso de manera natural a máxima potencia y velocidad.

Todo parecía un sueño. La vida me había cambiado; de pronto tenía un negocio exitoso y prometedor en donde trabajaba más de diez horas al día. El negocio me encantaba, pero lo que más me llenaba de satisfacción era poder ver los cambios en mis clientes. Más allá de los físicos, que también eran increíbles, los cambios emocionales, la sensación de éxito, de orgullo y de suficiencia que podía ver en ellos era completamente enriquecedor para mi.

# Los cambios no siempre son los que esperas

La metodología del negocio consistía en entrevistar al cliente en la oficina para conocerlo y pesarlo, explicarle las instrucciones y eliminar del menú todos los platillos que contenían los alimentos que no consumía. Después se iniciaban las entregas diarias con la comida de todo el día y durante la semana recibía el soporte para resolver sus dudas. La siguiente semana volvía a la oficina para hacer el pesaje nuevamente y asegurarme que estaban siguiendo las instrucciones y que entendía al pie de la letra la estrategia que estábamos siguiendo para obtener los resultados. Aprovechaba ese momento para hacer cientos de preguntas que iban desde sus preferencias por los platillos hasta el humor con el que llevaba la dieta y su experiencia en general durante el programa. Fue increíble observar cómo se conectaba la experiencia de comida con su estado emocional y los resultados de la báscula.

En la mayoría de los casos era un éxito total, tanto que los clientes se volvían dependientes de nuestra comida, lo cual evidentemente no era un problema para nosotros porque podían permanecer cautivos a nuestras entregas, pero eso no era lo que estábamos buscando que sucediera.

Comenzó a ser alarmante ver como después de que terminaban el programa, no sabían que comer. Algunos clientes se fanatizaban con nuestra comida y les daba pánico comer algo diferente. Esto por supuesto me hizo sentir completamente incómoda; esa no era mi intención. Lo que yo buscaba era acompañarlos en un cambio físico, pero de ninguna manera quería que dependieran de nosotros, ni tampoco que tuvieran una obsesión con la comida.

Todo era un aprendizaje constante para mi. Por un lado, quería que cumplieran con su transformación física y adelgazaran, quería cumplir con lo que yo les había vendido, pero ya en la práctica, no estaba de acuerdo con algunas cosas como esta o como recibir clientes demasiado delgados que buscaban seguir perdiendo más peso cuando era evidente que podían presentar un problema de salud o algún trastorno en la alimentación. De ninguna manera quería ser parte de un cambio negativo en mis clientes y tampoco iba a aprovecharme de ellos.

Mi reputación se basaba como "la mejor para bajar de peso" pero había algo me molestaba de eso. Sí quería ser la mejor, pero no con esa frase que sonaba bastante superficial y no le daba el crédito real a nuestro trabajo.

## Cambios difíciles

Si en la primera semana no veía resultados en la báscula o notaba algún tipo de comportamiento que no fuera saludable, muy sutilmente les decía que la dieta no era la mejor para ellos y que tenían que suspender el programa, por supuesto sin pagar. El programa era bastante costoso y no podía seguir entregando comida a alguien que yo sabía que no iba a cumplir con las reglas que eran bastante claras: solo puedes comer lo que viene en tu bolsa. Estaba convencida por experiencia propia que si no bajaban de peso era porque no habían podido seguir las instrucciones al pie de la letra y habían hecho trampa. Porque los ataques de hambre y los antojos te aniquilan y acabas comiendo cosas que normalmente ni comes, pero por alguna razón se te antojan.

Cuando les preguntaba si habían cumplido con la dieta, en su respuesta sabía perfectamente cuando me estaban mintiendo, yo podía conectar con el sentimiento de culpa y de insuficiencia porque yo era uno de ellos, pero nadie lo sabía. Tenía un negocio que ofrecía un plan de alimentación que yo misma no podía seguir al pie de la letra.

En el supuesto caso de creer que verdaderamente habían seguido las instrucciones al pie de la letra y no había funcionado, les ofrecía cambiar de estrategia sin costo para experimentar de diferente manera. Nunca obtenía un no por respuesta; ellos también querían saber qué sucedía y las razones por las cuales ellos no veían resultados tan claros y de manera tan rápida. Por supuesto que no se podían resistir a la oferta porque ese experimento iba por nuestra cuenta; no tenían que pagar ni un peso extra. Era fascinante para mi verlos cada semana y descubrir información en su experiencia. Quería encontrar si había algo que nos identificara en la "falla"; quería saber en donde había un patrón que pudiera conectar.

Durante las entrevistas me compartieron sus emociones, lo que sentían mientras cambiaban la alimentación, lo que experimentaban cuando fallaban y sus gustos por la comida. Me dejaron probar diferentes tipos de dietas, platillos, porciones, ingredientes, y confiaban al cien por ciento en lo que estábamos haciendo. Me dejaron hacer todo tipo de cambios y volvían emocionados a la semana siguiente para usar nuevamente la báscula para observar los resultados con las modificaciones en la dieta. Algunas veces cambiábamos completamente la dieta y otras esperábamos más días para medir los resultados y no les diera ansiedad.

Encontré información fascinante que iba más allá de la comida. Descubrí cómo se relacionaba la comida que les enviaba a mis clientes con su estado de ánimo y las reacciones emocionales que les provocaba. También pude observar que había comida que les provocaba más hambre y desesperación por comer azúcar. La comida potenciaba el estado de ánimo y el nivel de hambre se asociaba a estrés o tristeza. La comida también alteraba el desempeño laboral y la creatividad. Comenzaba a tener una teoría más sólida de lo que sucedía con la química corporal que provocaba la dieta y cierto tipo de alimentos, así como la relación con el estado emocional mientras seguían el plan de alimentación que también dependía de los platillos que les había enviado.

## Los cambios llegan aunque no los pidas ni tampoco lo quieras

La pandemia, entre otras cosas, trajo estrés y complicaciones a mi casa. Un día a la vez intenté enfocarme en la parte laboral el mayor tiempo posible de manera remota porque necesitaba estar con mis hijos y servir a mi familia, pero al mismo tiempo tenía que seguir operando el negocio. Se implementó una manera de dar atención al cliente por videollamada y así, la cocina siguió operando de manera normal. Continuamos con las entregas a domicilio recibiendo los pedidos en línea mediante nuestra página de internet.

Mantenerlo simple fue la principal prioridad y seguimos vendiendo nuestro programa para perder peso sin las citas semanales, en donde poco a poco, el contacto con el cliente empezó a ser menor al implementarse instructivos y cuestionarios en línea.

El programa funcionaba, pero admito que en ese momento tenía miedo de que el negocio no resistiera mientras el lockdown siguiera vigente y el cliente no contara con suficiente apoyo. Todos estos problemas a los que me enfrentaba en el negocio pasaron a segundo plano cuando mi situación familiar colapsó. Los cambios llegaron sin pedirlos y como cascada desbordada; la situación financiera y la estabilidad emocional se derrumbaron de un momento a otro. Centré toda la atención en mi familia para recibir más cambios, en un total de siete mudanzas, tres ciudades y con solo seis maletas. En un abrir y cerrar de ojos, cambiamos de país, de idioma y de casa. Dejamos a la familia y amigos atrás, nos enfrentamos a momentos difíciles y llenos de pérdidas materiales.

Enfrenté junto con mi familia todos estos cambios que no habíamos pedido, ni tampoco queríamos. A base de mucha disciplina trataba de mantener a mi familia lo más saludable posible en todos los sentidos. Pensaba que, si aguantaba los momentos difíciles tanto profesionales como familiares, juntos le podríamos dar vuelta a la página y todo volvería a la normalidad. Pero sin avisar, llegó el cambio que nadie en esta vida quiere: enfrentarse a vivir la vida sin un miembro de tu familia para siempre. Un corazón dejó de latir y los demás quedaron rotos.

Después de haber vivido una vida maravillosa, mi esposo Alfredo, un gran maestro y mi socio en el proyecto más importante de mi vida, se fue, y con él, también se fue la alegría de mi familia. Quedé de frente ante el peor escenario como mujer y mamá: tener que acompañar a mis hijos en el duelo más profundo que puedan experimentar unos niños mientras yo también vivía el mío. La tristeza y la desesperación no respetaban ningún horario; mi día se limitaba a contener y apoyar emocionalmente a cada uno de mis hijos o a todos al mismo tiempo mientras vivían su pérdida. Intentaba encontrar un espacio en el día en donde también pudiera procesar mis sentimientos y preocupaciones, pero al día no le cabía más tiempo para contener tanto dolor.

Primero lo primero y el negocio dejó de operar. Tomé la decisión de cerrar las puertas del negocio al no contar con la claridad mental ni el tiempo que el negocio requería. Mi compromiso era completamente con mis hijos.

Dejarlo ir y dejarlo a Dios fue la mejor decisión en ese momento.

# Rendirse al cambio

*Todo pasa y esto también pasará.*

Mi fe ha sido lo que me ha salvado en los momentos más difíciles de mi vida. Sentir que Dios siempre ha estado a mi lado en todo momento y tener la confianza que nada dura para siempre me dio la fuerza para seguir avanzando y no darme por vencida. Cuanto más intensa fue la adversidad más creció mi fe, y mientras más fe tuve, más claridad mental obtuve.

Mi necesidad de contener el estado emocional de mis hijos requería que mi propio estado emocional fuera el adecuado; quería estar en paz, tranquila y fuerte. Quería tener una mente apagada y ser solo la presencia que escucha, observa, acompaña y siente. Buscaba una fortaleza que me permitiera digerir mi tristeza profunda en calma; quería poder sentir y experimentar todas las emociones con honor y valentía. Pensé que podía utilizar todo mi conocimiento en cuanto a la alimentación para mantenerme lo más saludable posible en todos los sentidos mientras servía de apoyo a mi familia y pegaba los pedazos de mi corazón roto.

Apliqué mi teoría de alimentación con mis hijos y pude observar cómo juntos, procesamos la tristeza de una manera más sutil, en calma, donde de ninguna manera desapareció, pero donde logramos crear un estado físico y emocional fuerte para enfrentar ese sentimiento de tristeza que te deja sin respirar para poder dejarlo pasar como ola del mar.

Utilicé la comida para demostrar mi amor y acariciar el alma adolorida de mis hijos, para unir nuevamente a mi familia fracturada y conectar con mis hijos en una etapa de adolescencia que por sí sola es compleja. Les di comida deliciosa sin culpa, sin remordimiento y sin kilos extra que lamentar. Les di comida que disfrutaban y que además de darles placer los hacía sentir bien, ligeros, fuertes y valientes.

Comprobé con mi propia experiencia que el poder de la comida te permite sanar y conectar. Te da la energía que necesitas para poder enfrentarte a los momentos difíciles de la vida y también a los felices. Comprobé que la comida transforma, inspira y puede ser tu mejor aliada. La utilicé y funcionó.

## El cambio que todos quieren

La necesidad de encontrar amigos, soporte y una comunidad viviendo en una ciudad nueva era evidente, así que decidí tomar el teléfono y llamar a Ana, una de las mejores amigas de mi mamá y su maestra de yoga por más de quince años. Me invitó a su estudio de yoga para conversar y ponernos al día en las noticias de nuestras vidas. Me ofreció la oportunidad de utilizar la oficina de su estudio para trabajar con la intención de brindarme un espacio que me permitiera sentirme acompañada.

Al paso de algunas semanas, me comencé a sentir parte del equipo de trabajo del estudio, tanto que incluso los clientes y estudiantes realmente pensaban que trabajaba ahí. Me preguntaban por los paquetes de clases, los horarios y el tipo de yoga. Yo amablemente contestaba todas sus preguntas, vendía paquetes, ropa y hasta les daba un tour por el estudio. En unas semanas me volví una "experta" en yoga para explicar el tipo de clases que se ofrecían en el estudio y la metodología se utilizaba para enseñar; parecía un pez en el agua. Solo que había un pequeño detalle: yo no practicaba yoga, es más, pensaba que practicar yoga era lo más aburrido que alguien pudiera hacer.

Todos los días, recibía la misma pregunta de Ana: "¿Vas a practicar hoy?" Encontrándose con la misma respuesta: "No, hoy no". Y así, pasaron algunas semanas más. Cuando se me acabaron todas las razones por las cuales no iba a practicar yoga, pensé en la gran oportunidad que estaba dejando ir al estar todos los días en el mejor estudio de yoga del estado, con una de las mejores maestras del mundo (no es exageración) que había estudiado por tantos años directo de la fuente del conocimiento. No podía ser tan tonta.

Con todas las inseguridades puestas, con cero habilidad física natural para hacer yoga y con la flexibilidad de una mesa de madera, decidí entrar por primera vez al grupo de Mysore. Tendí mi tapete en un salón sin música y rodeada de estudiantes avanzados dispuesta a practicar el peor "tipo de ejercicio".

Comencé mi práctica de ashtanga yoga sin saber que sería el camino que me llevaría a conectar todos los puntos de mi investigación. La práctica de yoga me elevó a un nivel diferente de fuerza mental y física, conocimiento, preparación, concentración y disciplina.
La dedicación de Ana y la confianza de Paulina a mi práctica de yoga dieron resultados, me permitieron enfrentar todos los cambios difíciles y las situaciones dolorosas, con el cuerpo y la mente fuerte y flexible.

A base de disciplina, comida saludable, ejercicio, conversaciones profundas, terapias de duelo, visitas a la iglesia, mucha oración, y una rutina muy estricta, poco a poco la alegría fue permaneciendo más que la tristeza.

La necesidad de volver a trabajar y generar dinero se presentó al mismo tiempo que todos en la casa nos sentíamos mejor. Pensé en cómo le haría para volver a comenzar mi negocio desde cero, en otro país, sin la ayuda que tenía cuando empecé en México y a cargo de mi familia al cien por ciento. Definitivamente no era algo probable, pero las oportunidades siempre llegan y cuando una puerta se cierra, otra se abre.

Puse en marcha un plan para entrenar a los alumnos del estudio a comer bien. Tenía que enseñarles a desarrollar todas las habilidades que necesitaban para poder hacer cambios en la alimentación y enseñarles lo más importante que había aprendido en los últimos años mientras entrevistaba a mis clientes. Comencé nuevamente una prueba piloto en donde invité a algunos alumnos a participar en el plan del cambio que todos quieren: verse más flacos.

Tuve la oportunidad de trabajar con varios estudiantes a lo largo del proceso para detallar la investigación y la metodología, y la fortuna de recibir el apoyo y conocimiento de mi cuñado, el Dr. Luis de la Puente, especialista en cirugía bariátrica, y de mi hermana Marisol, una experta en salud integral. Recibí el conocimiento de mis maestras de yoga, el cual va más allá de las posturas físicas, integrando filosofía, anatomía y pranayama con prácticas milenarias que tienen efectos inmediatos en el funcionamiento del cuerpo. Y la confianza de mis amigas y colegas Paty, Laurie y Jenny, quienes siempre estuvieron dispuestas a probar mis experimentos con dedicación y confianza, lo que me ayudó a terminar la parte de la investigación que quedó pendiente para poder ofrecer este libro que tienes hoy en tus manos.

Efectivamente descubrí que hay algo demasiado poderoso en la comida que afecta absolutamente todo en nuestro cuerpo, que cuando lo sabemos usar, podemos llegar a tomar el control de la química corporal aumentando la capacidad operativa.

Si lo que has buscado hasta el día de hoy es bajar de peso, eso solo será una pequeña recompensa comparada con todas las demás que podrás encontrar si confías en mí y me acompañas a lo largo de los siguientes diez pasos que tendrás que seguir para darle un giro completo a tu alimentación, en donde perderás todo el peso de información que no te permite tener el completo control de tu alimentación.

Es para mi un honor poder compartir contigo esta guía y poder servirte en este camino de aprendizaje, entrenamiento y cambio.

*Gracias por confiar en mí.*

✴

# PASO 1: IDENTIFICAR LOS OBSTÁCULOS QUE IMPIDEN HACER CAMBIOS EN LA ALIMENTACIÓN

Durante las entrevistas que tenía semanalmente con mis clientes, tuve la oportunidad de encontrar los obstáculos más comunes que les impedían hacer cambios en la alimentación o seguir las instrucciones de los planes que recibían por parte de sus nutriólogos.

Si piensas que las dietas no son lo tuyo y que cambiar la alimentación es una meta imposible de llegar, te adelanto que no es tu culpa. Hay varios culpables en la historia y a continuación te comparto los obstáculos más comunes, por los cuales las dietas no funcionan o resulta complicado seguir el plan. Es posible que te relaciones con uno o con todos, pero basta con hacerlo con uno solo para que ya estés en desventaja al intentar hacer cualquier cambio en tu alimentación.

*Obstáculo #1*

# Nadie te enseñó a comer para abastecer al cuerpo de energía

No existe como tal un manual o algún entrenamiento para aprender a comer, que tenga como objetivo principal y único abastecer al cuerpo con la *energía* que necesita.

La mayoría de la información para aprender a comer está basada en el consumo correcto de nutrientes, que se refiere, en su mayoría, al consumo de vitaminas y minerales que el cuerpo necesita para mantenerse saludable. La estrategia que se utiliza actualmente para educar a la población para comer consiste en seguir un patrón de consumo en los grupos de alimentos que recomienda abarcarlos todos y asegurar la ingesta de los nutrientes necesarios y se pueda prevenir un problema de desnutrición.

Esta información se basa en las guías de alimentación que pertenecen a cada país, y que pueden llegar a tener algunas diferencias, debido a la cultura, las costumbres, los alimentos propios de la zona e incluso el presupuesto y la economía del mismo, pero que tienen como común denominador el objetivo *de promover la salud, reducir el riesgo de enfermedades y cumplir con los requerimientos de vitaminas y minerales.*

Estas guías también sugieren un consumo en la cantidad de energía, usando las calorías como unidad de medida. El número que se asigna a cada individuo depende de la estatura, peso, género, edad y el nivel de actividad física que se realiza. Desafortunadamente es una estrategia que es demasiado compleja y que no se puede incorporar a la vida diaria en términos prácticos; no es sencilla para ser aplicable. Las recomendaciones limitan el consumo de energía y son generalizadas, por lo que no se pueden aplicar de la misma manera para todos.

La alimentación tiene diferentes funciones, pero su principal función es *abastecer al cuerpo de energía* para que pueda cumplir con sus funciones vitales, es decir para que podamos vivir. Cualquier proceso químico en el cuerpo necesita de energía. *Esto quiere decir que en todo momento y sin parar nuestro cuerpo necesita utilizar energía que obtiene de los alimentos para poder operar, es decir, vivir.*

Cuando no le aportas al cuerpo el tipo de alimentos que necesita en cantidad y calidad para tener reservas de energía disponible de manera inmediata, el cuerpo no funciona en ritmo, deja de funcionar de manera eficiente y puedes experimentar como principal síntoma hambre incontenible o ausencia de ella. También puedes llegar a experimentar: cansancio, falta de concentración, inflamación, estreñimiento, aumento de peso, mala calidad de sueño o insomnio, por mencionar algunos ejemplos.

Llegamos a creer que sabemos comer y que lo estamos haciendo de manera adecuada, lo cual es verdad, pero teniendo como objetivo la aportación de los correctos nutrientes y el mantenimiento de una buena salud, pero no de la cantidad de energía que tu cuerpo necesita para realizar las actividades de las siguientes horas.

*Obstáculo #2*

# La información que existe no está organizada

La información de los alimentos es tan extensa que se vuelve demasiado compleja de entender sobre todo si este no es tu campo de trabajo y al recibir tanta información, esta se revuelve y ya no sabes cuándo aplicar la información y cuando no.

Los alimentos contienen tanta información que puedes llegar a perderte en ella y me he dado cuenta de que algunas veces entre más cosas aprendes, menos sabes cómo aplicarlas. Así fue como me sucedió a mí al leer diferentes libros que se contradicen entre ellos, lo que me llevó a no tener idea que comer.

La mayoría de mis clientes eran expertos en dietas cetogénicas y ayunos intermitentes, pero tenía un conocimiento casi nulo de cómo funcionaban los alimentos para darles energía. En algunas ocasiones el simple hecho de sugerirles que comieran todo tipo de frutas los hacía enloquecer, argumentando que eso lo único que provocaría en su cuerpo sería aumentar de peso. La falta de organización en la información para poder utilizarla a tu conveniencia, es una desventaja enorme, que te puede alejar de disfrutar alimentos que además de ser deliciosos, mejoran tu bienestar y salud, como por ejemplo las frutas de temporada.

Cuando por alguna razón comparto mi profesión frente alguna persona que recién estoy conociendo, es muy común que me hagan preguntas como: "Yo desayuno avena con plátano y miel, ¿eso engorda?" Y cuando me preguntan eso, pienso en la laguna de información tan grande que tienen para hacer esa pregunta, porque para poder darle una respuesta, tendría que darle la explicación del libro completo.

Es difícil utilizar tanto conocimiento porque se puede perder el objetivo de hacia dónde vas y qué quieres lograr en términos de alimentación.

La información que podemos encontrar de manera más ordenada y organizada en cuanto alimentación es aquella que está relacionada con las estrategias para perder peso, pero desafortunadamente, este tipo de información puede contradecirse entre una estrategia y otra, lo que te lleva nuevamente a una zona de confusión.

Encontraba en mis clientes, que al no seguir este tipo de estrategias para perder peso, no sabían que comer. Referían "estar a dieta" toda su vida, siguiendo instrucciones de dietas demasiado restrictivas, que prohíben alimentos de manera drástica, en donde por supuesto, atentaban contra el consumo de ciertos nutrientes que provienen de esos alimentos que cancelaron en sus vidas.

# No reconocer la diferencia entre comer por placer y comer por necesidad

La decisión de qué comer debería de tomarse en base al requerimiento de energía, que a su vez depende de las actividades diarias. Dejar la decisión al antojo y al placer, nos deja tirados en un abismo de descontrol, así que nuevamente, el obstáculo #1—que nadie nos enseñó a comer—, nos lleva a no tener una base sólida para tomar el control de lo que comemos con intención y sentido.

Esto por supuesto, no quiere decir que únicamente deberíamos de comer evadiendo el sentimiento de placer y felicidad que comer puede proporcionarnos, pero al entender la diferencia de cómo lo hacemos, podemos encontrar un equilibrio sano y correcto, que nos llevará a disfrutar de todo tipo de comida, tener buena energía, y mantenernos lo más saludables posible.

*Obstáculo #4*

# Falta de tiempo

La vida está llena de responsabilidades y de pendientes por hacer, en donde la alimentación, aunque debería de ser lo más importante, desciende en la lista de las prioridades y queda al azar. Vivimos comiendo lo que podemos o lo que tenemos al alcance, sin importar que lo que comemos, es lo que dicta la calidad del desempeño de las actividades debido a la energía que proporciona.

La mayoría de mis clientes eran personas exitosas y disciplinadas, pero demasiado ocupadas. No les costaba seguir las reglas ni las instrucciones de la dieta; lo que generalmente los alejaba del objetivo cuando intentaban seguir un plan de alimentación, era que sus agendas estaban demasiado saturadas, no quedaba espacio siquiera para "pensar" en la dieta. Lo que les daba el éxito con la báscula, era que no tenían que preocuparse por la dieta y simplemente se comían lo que nosotros les enviábamos.

Implementar un plan de alimentación o una dieta nueva, de cualquier tipo, requiere de tiempo, concentración, dedicación y habilidades. Cambiarlo significa voltear la rutina de cabeza y provocar caos entre tantas instrucciones; así como me pasó a mi en mi intento por perder peso, el día se pasa volando en un segundo mientras compras ingredientes, cocinas, preparas, comes, experimentas hambre, vuelves a comer para finalmente descuidar alguna otra actividad, llegar tarde por lo niños, olvidar una junta o no terminar todos los pendientes del día. Cuando todo esto sucede, se pierde el entusiasmo por el cambio, la vida se siente más complicada y, al hacer el balance, no parece valer la pena.

*Obstáculo #5*

# Inseguridad

La mayoría de mis clientes seguían las instrucciones de la dieta sin entender la estrategia que aplicamos al preparar sus platillos para lograr el objetivo de pérdida de peso. Confiaban ciegamente en lo que yo estaba haciendo sin el menor interés de entender cómo lo iba a hacer. Algunos de ellos pensaban que se preparaba comida "especial", que era porcionada, dependiendo su talla y su peso. Algunos creían que cocinábamos platillos especiales para ellos que eran exclusivos. Claramente nosotros nunca les dijimos eso.

Al intentar explicarles la estrategia y darles la información que les permitía tener el control sobre su dieta, para hacer cambios en caso de tener hambre, o cambiar la comida por algo más de su casa, argumentaban que no querían tener más información porque les generaría confusión, y no tenían intención de hacer ningún tipo de cambio porque les quitaba la seguridad de que obtendría los resultados que esperaban.

Entre más complejo el plan de alimentación, más complicado de entender, y al no entender las reglas de la estrategia es difícil hacer cambios o sustituir alimentos. La mayoría de los planes para perder peso son tan específicos que las instrucciones pueden llegar a solicitar tomar un jugo verde, que incluye la receta específica en donde algunas personas pueden llegar a creer que es "clave" para bajar de peso. En caso de no tener al alcance los ingredientes indicados, al no saber sustituirlo por otra cosa, lo eliminan y una vez que no se han seguido las instrucciones al pie de la letra, se genera inseguridad que trae dudas y hace perder la fe en los resultados. Lo que sucede después, es destruir el plan de alimentación con donas o alguna otra garnacha que se atraviese en el ataque de hambre.

Mientras el negocio operó, recibimos en promedio setenta clientes mensuales, se repartían diariamente setenta bolsas que contenían: tres comidas completas, tres snacks y tres jugos. Cada comida estaba conformada por tres contenedores que incluían: salsa, aderezos y toppings, lo cual nos daba un total de dieciocho artículos por bolsa. Se empacaban un total de mil doscientos artículos en promedio diariamente, que podían variar dependiendo de las especificaciones de cada cliente—el plan era tan personalizado, que el margen de error aumentaba significativamente.

En la entrevista inicial con el cliente, les explicamos cómo funcionaba la logística de entrega, las instrucciones de cómo terminar de preparar la comida o calentarla y les avisamos que era probable que en alguna entrega faltara algún artículo por la cantidad de variables a las que nos enfrentamos. Se les pedía que contaran sus artículos en cuanto recibieran la bolsa; de esa manera nos pudieran avisar en caso de que hubiéramos cometido un error y repararlo en el menor tiempo posible. Siempre estábamos dispuestos a reparar cualquier tipo de error con comidas extras gratis o postres que estuvieran permitidos para ofrecer el mejor servicio.

En una ocasión, una bolsa de té de limón fue la que enfureció a una de nuestras clientas. Era un té de hojas secas de limón común y corriente de una marca regular; solo lo usábamos para darle un poco de calidez al desayuno y el cliente pudiera tener una mejor experiencia al desayunar. La pequeña bolsa de té hacía falta en el paquete que se había entregado muy temprano en la puerta de su casa. Cuando nos avisó que faltaba, le dije que lo podía sustituir por cualquier otro tipo de té que tuviera en su casa. Mi recomendación no le pareció en absoluto y a gritos me exigió que le enviara una foto de la marca del té para poder comprarlo, argumentando que sus resultados se verían afectados gracias a mi falta de profesionalismo. En medio de tremendo conflicto me resultó difícil dar explicaciones. Mi intención al sugerir el cambio era que pudiera desayunar lo más pronto posible, que no tuviera que esperar nuevamente al repartidor con una bolsa de té que no tenía ningún sentido. El té de limón no baja de peso, no quema grasa y solamente se utilizaba para acompañar el desayuno y tener una mejor experiencia al comer. No entender la estrategia te puede poner en mucha desventaja.

La inseguridad de hacer cambios en el plan de alimentación podía sacar a los clientes de control, al basar toda su seguridad en lo que venía en la bolsa. Algunos clientes incluso llegaban a pensar que el tipo de manzana o el tamaño podían influir de manera significativa en los resultados de la báscula.

*Obstáculo #6*

# Imprevistos

La vida no es una rutina perfecta ni tampoco monótona, pues siempre viene acompañada de imprevistos, planes, invitaciones y eventos. Todos estos cambios que suceden en la vida, complican seguir las instrucciones detalladas de un plan de alimentación, que en la mayoría de las ocasiones son bastante estrictas.

Lo que generalmente sucede es que se puede lograr seguir la dieta por un par de semanas, pero tarde o temprano se presenta el cumpleaños de la suegra, del hijo o del esposo. Entonces, es necesario salir de la rutina que te ha permitido seguir las instrucciones al pie de la letra. La tentación de ser invitado a un festejo en un delicioso restaurante que ofrece los platillos más ricos, combinada con no saber qué pedir ni qué hacer, da paso a frases como: "hay que disfrutar", "ni modo que no coma", "me encanta este lugar", "es un día especial" y "hay que aprovechar". Estas frases te harán perder el ritmo de la dieta y, con eso, el entusiasmo, porque nuevamente frases como: "no va a servir de nada" y "al cabo que no estaba viendo resultados", te llevan a perder la esperanza y dejar en el olvido el objetivo.

Cuando mi esposo y yo nos aislamos por un mes durante las vacaciones saludables, no teníamos que cumplir con ningún compromiso social y estábamos a cargo al cien por ciento del itinerario, ese detalle lo hizo mucho más fácil.

A mis clientes les recomendaba que comieran lo que les habíamos enviado antes de las reuniones en los restaurantes, algunos de ellos, creían que era demasiado fancy llevar su comida al restaurante, en donde amablemente pedían que les sirvieran lo que nosotros habíamos cocinado. Cabe mencionar que ganábamos muchos más clientes gracias a eso, ya que nuestra comida era realmente deliciosa y de presentación impecable; no quiero ser arrogante, pero en muchas ocasiones era mejor que la del mismo restaurante. Tener la comida lista para cualquier imprevisto los alejaba de romper las reglas y les permitía obtener los mejores resultados posibles.

*Obstáculo #7*

# Factores sociales

Existen varios factores sociales asociados a la comida y al acto de comer, un ritual que permite conectar con otras personas, da pertenencia y es utilizado como un símbolo de amor.

Cuando preparas comida para alguien más con la ilusión de que la disfrute, es una muestra de cariño, de atención y de amor puro. Es tan intenso que algunas veces puede llegar a ser comprometedor. Seguramente alguna vez habrás experimentado una situación incómoda, en donde amablemente un compañero de trabajo, te invitó a comer con su familia. Te recibieron con mucho cariño, presumiendo el platillo principal que habían cocinado durante toda la mañana. Desafortunadamente, era algo que no te gustaba y, con mucha discreción, "te lo tragaste sin masticar", por compromiso y porque no comerlo sería un acto de desprecio al cariño de tu colega.

Como estas historias hay muchas, y cuando estás en un plan de alimentación para perder peso, suceden con mayor frecuencia.

La comida también es una excelente herramienta de unión familiar. Todos los miércoles, mi mamá cocina para toda la familia con la intención de crear un ambiente que permita pasar tiempo juntos. Un total de dieciocho personas, la mitad de ellos niños, esperamos ansiosos los miércoles de comida familiar, mi mamá diseña el menú con mucho cariño para que todos los integrantes puedan disfrutar de la comida. Alrededor de cinco platillos y algunas botanas son colocados una mesa grande en donde se sirven tipo buffet, ahí puedes apreciar todo lo que se ofrece ese día, lo que ves es lo que hay. Por logística de la cocina y el elevado número de integrantes, los miércoles de comida familiar no es un buen día, como dice mi mamá, para pedir a la carta planes de alimentación; la comida solo se sirve tipo buffet, así que si quieres seguir una dieta, que no sea en miércoles de comida familiar.

La comida, también da pertenencia, así como el mole es de los poblanos y las corundas de Michoacán; la comida también puede darle pertenencia a una familia como a la mía.

Crecí al lado de tres tías abuelas, dueñas de una tienda departamental que incluía un restaurante y una panadería. El último piso era el departamento donde vivían; tenía un elevador con acceso privado desde el restaurante. Todas las mañanas, al llegar a trabajar con ellas, me esperaban con el desayuno servido en la mesa. Desde el momento en que se abrían las puertas del elevador, podía reconocer el olor de los frijoles refritos y del pan recién hecho que, muy temprano, el panadero subía desde el sótano, donde se encontraban los hornos de la panadería. Los frijoles refritos de mi familia son una tradición que comenzó algunas generaciones atrás, pero que para mí empieza en esa casa, con mi familia Sandoval.

Los frijoles refritos son tan particulares en mi familia que todos aprendemos a prepararlos de la misma manera. Y aunque parezca mentira, los frijoles de mi abuela olían igual y sabían igual. Las hermanas de mi papá cocinan los mismos frijoles, que huelen y saben igual. Las personas que me conocen lo suficiente saben que los frijoles de mi familia son un sello familiar. Mis hijos aman los desayunos en casa de mis tías porque ellos también son Sandoval. En las reuniones familiares, los frijoles no pueden faltar, y no importa quién los lleve: todos saben igual. Los frijoles nos pertenecen, y nosotros pertenecemos a ellos.

Los frijoles de mi familia se fríen a fuego lento, con medio litro de aceite, durante una hora, hasta que se vuelven una pasta deliciosa. Desde mi conocimiento profesional, yo los llamaría frijoles al "infarto asegurado"; pero antes que profesional de la alimentación, soy una Sandoval original. Así que cada vez que estoy frente a una cazuela de frijoles, aprovecho la oportunidad y la limpio con un pan, untándolo con la mayor cantidad de frijoles que quepa. Los disfruto hasta que ya no puedo más. Seguir un plan de alimentación estricto frente a una cazuela de frijoles puede ser más difícil que sobrevivir a un miércoles de comida familiar.

La comida es utilizada también como una herramienta para poder conectar con otras personas; es un gancho que abre la oportunidad para cerrar un negocio o para celebrar. Utilizamos un restaurante para crear un ambiente que permita tener una buena conversación con un amigo, o para hacer uno nuevo.

Todos estos factores sociales pueden ser un impedimento para hacer cambios en la alimentación. A veces, es la propia familia la que exige que comas en las reuniones; otras veces, es un compromiso de trabajo o, simplemente, el deseo de no despreciar las muestras de cariño —como donas, chocolates o pasteles— lo que puede alejarte de tus propósitos de comer diferente.

*Obstáculo #8*

# La aparente falta de voluntad.

El negocio fue sumamente exitoso porque podíamos atacar todos los obstáculos anteriores con facilidad; hacíamos demasiado fácil el proceso para el cliente, lo que daba como resultado una probabilidad de éxito mayor.

Al resolver todos los obstáculos, le ofrecimos a los clientes la comida lista, en su mano, cocinada con las instrucciones necesarias para seguir la estrategia (que ni siquiera tenían que entender), creando una química perfecta en el cuerpo que les diera resultados casi de manera inmediata. Los clientes no tenían que pensar en ingredientes complicados, ni tampoco perder tiempo cocinando. La presión social también se minimizaba al llegar a cualquier tipo de reunión con la comida, lo que evitaba comer algo que no estuviera permitido.

Los clientes me pagaban por hacer todo eso por ellos, pero una vez que tenían la comida lista en sus manos no me podían pagar por comer por ellos. Al momento de recibir su comida, lo único que tenían que hacer era comer y disfrutar lo que ellos mismos habían escogido del menú, pero incluso teniéndolo todo listo para lograr el objetivo, algunos caían ante el antojo de comer algo más que por supuesto no estaba permitido haciendo pedazos el plan.

No poder controlar los antojos o la necesidad de comer puede hacernos pensar que se debe a la falta de fuerza de voluntad, a la poca inteligencia y poder. Parece que no podemos controlar la decisión de qué comer y cuándo comer, y al culpar a la falta de voluntad, caemos en la trampa de pensar que somos débiles, poco disciplinados, y que incluso podemos llegar a convencernos de que las dietas y la transformación corporal son algo que está fuera de nuestro alcance, y lo estará para siempre.

La aparente falta de voluntad puede ser tan intensa, que el simple hecho de pensar en hacer un cambio en la alimentación o "ponerte a dieta" crea una necesidad desesperada por comer cosas que ni siquiera se te antojan cuando no estás a dieta. En mi caso, sucedía cada lunes que intentaba hacer cambios en la alimentación, en donde el fracaso se presentaba generalmente después de las seis de la tarde, cuando el antojo por dulces o pasteles me atacaba de manera despiadada. En algunas ocasiones no habían pasado ni cuatro horas cuando yo ya no podía más del hambre y comía, incluso de una manera desesperada, cualquier cosa que tuviera enfrente. ¡Qué fracaso! No era posible que no pudiera seguir las instrucciones ni por medio día. Algunas veces llegaba a pensar que el solo pensamiento de estar a dieta provocaba que todo se alineara en mi contra para desatar un ataque de hambre insoportable, acompañado de todos los antojos posibles.

Me convencí de que lo que me faltaba era fuerza de voluntad; me convencí de que mi necesidad por la comida era más poderosa que cualquier deseo de verme más delgada. Estuve segura de que no podría, de ninguna manera, controlar lo que comía. Culpé a mi falta de voluntad ante el hambre y el antojo, y por mucho tiempo pensé que sería imposible transformar mi cuerpo de la manera que yo tenía en mente: un cuerpo definido, fuerte y saludable.

Es fácil culpar a la falta de fuerza de voluntad en medio de la desorganización de información en la alimentación; es fácil sentirse insuficiente y poco poderoso al intentar hacer cambios y no poder llevarlos a cabo. Pero te adelanto que todo esto es una mentira. Todos somos capaces de controlar lo que comemos y lograr cualquier objetivo que nos propongamos en términos de alimentación.

**¡La falta de voluntad es una completa mentira!**

*"Todas las personas tenemos la fuerza de voluntad para controlar lo que comemos."*

# * PLANTEAMIENTO DEL PROBLEMA

# La sensación de hambre

Creer que existe fuerza de voluntad para ignorar o evitar experimentar la **sensación de hambre**, es tan iluso como pensar que podemos tener la fuerza de voluntad para ignorar la sed, la sensación de orinar o la sensación de sueño.

Las sensaciones del cuerpo nos comunican una necesidad del cuerpo que necesita ser atendida; son la comunicación del cuerpo que nos indica cómo atenderlo de la mejor manera y funcione correctamente. En algunas ocasiones podemos ignorar las sensaciones por tiempo limitado, mientras el cuerpo lo permita, teniendo que atender la necesidad tarde o temprano porque evitarla es IMPOSIBLE y definitivamente al no atender las sensaciones del cuerpo como se debe, estaremos comprometiendo el estado de salud y bienestar. Ignorar algunas sensaciones del cuerpo incluso puede poner en peligro la vida.

El cuerpo recibe por medio de los alimentos la energía que necesita principalmente para poder llevar a cabo las actividades que le permiten mantener el cuerpo con vida. Una vez que los niveles de energía disponible en el cuerpo comienzan a agotarse, la sensación de hambre se enciende como una alarma que exige comer y es que imposible detener de otra manera que no sea comiendo. Cualquier intento de resistirte ante ella es un fracaso asegurado.

La sensación de hambre crece de manera exponencial mientras el tiempo transcurre, y entre más resistencia exista ante ella, más se intensifica. Se puede intentar "ignorar" la sensación de hambre, pero tarde o temprano provoca atracones de comida que suena más o menos a atragantarte toda una caja de donas, cuando normalmente no comes eso, o peor aún, cuando ni siquiera te gustan. El atracón de comida es una respuesta de acción ante la necesidad del cuerpo de energía, por lo cual no existe ningún tipo de fuerza de voluntad que permita enfrentarte a ella. Las sensaciones nos exigen atender al cuerpo para que pueda funcionar. Jamás podremos ignorarlas así nada más y dejar de sentirlas ya que es parte de la naturaleza humana preservar la vida.

*No existe fuerza de voluntad que pueda*
*ir en contra de una sensación del cuerpo*
*que provenga de una necesidad vital.*

# Cómo funciona

Al **comer**, el cuerpo, por medio de diferentes reacciones químicas, **transforma** los alimentos en energía; esta energía se **almacena** para que pueda **utilizarse** en llevar a cabo funciones vitales y cualquier otro tipo de actividad que el cuerpo realice en las siguientes horas. Cuando la energía de los alimentos que consumiste por última vez, está próxima a terminarse, la sensación de **hambre** se activa para avisar que es necesario comer nuevamente y abastecer de energía al cuerpo, dando inicio a un ciclo: El ciclo de abastecimiento y uso de energía.

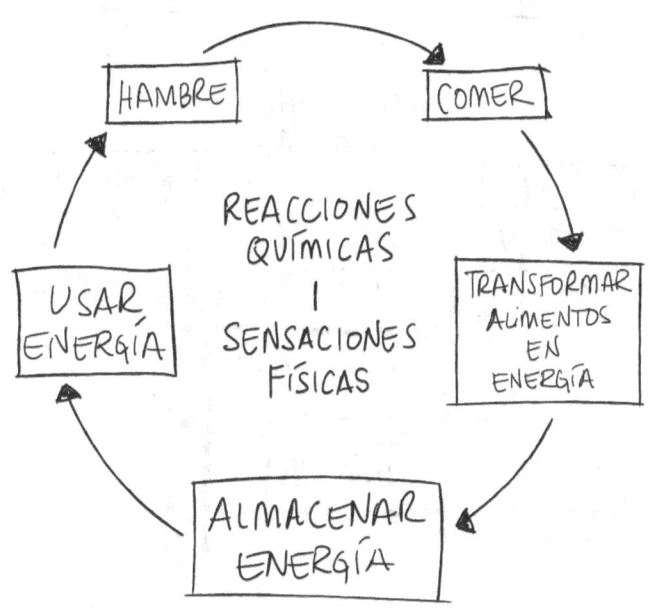

# ALMACENAR ENERGÍA

Una vez que el cuerpo transforma los diferentes tipos alimentos en energía, esta es almacenada como *energía inmediata* en la sangre y el hígado. Este almacén asegura que el cuerpo tenga acceso fácil y rápido a la energía, de esta manera el cuerpo puede utilizar energía principalmente para llevar a cabo las funciones vitales que le permiten estar vivo como: respirar, hacer latir el corazón, mantener la temperatura corporal y el flujo sanguíneo, por mencionar algunas.

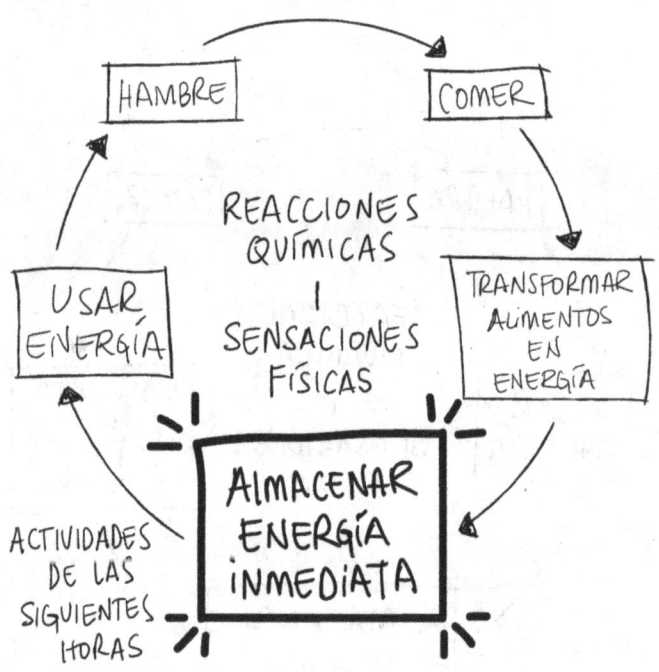

La energía que se almacena en el hígado y el flujo sanguíneo es la energía inmediata, que proviene de lo que comiste por última vez y es utilizada en las horas posteriores a haber comido.

# ALMACENAR ENERGÍA DE RESERVA

Cuando la energía inmediata no es utilizada en las horas posteriores a haber comido, esta se almacena como energía de reserva en un almacén diferente, en forma de grasa corporal. Esta energía se almacena con la intención de tener energía de reserva en caso de no tener acceso a los alimentos y la vida se pueda preservar (en caso de que no exista forma de alimentarte).

Es un mecanismo de protección del cuerpo que guarda "comida" en forma de grasa, de esta manera, el cuerpo asegura tener disponible la energía que necesita para vivir.

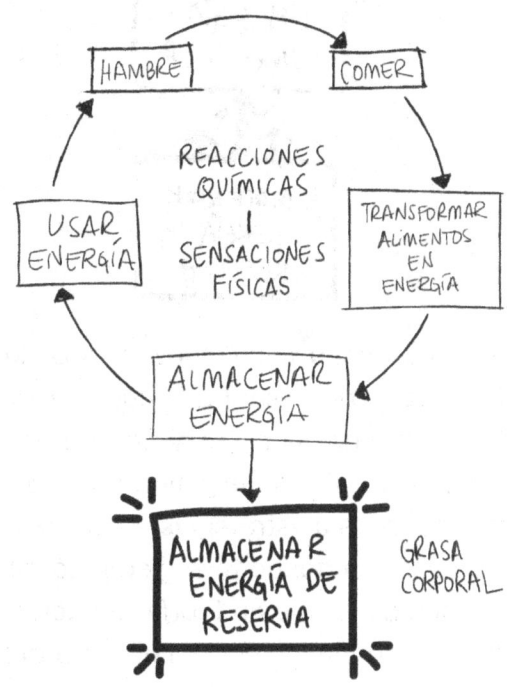

Entonces... Cuando el cuerpo no tiene energía inmediata disponible y la sensación de hambre ya se ha activado, en teoría, el cuerpo debería de recurrir a la energía de reserva (la grasa)

transformándola en energía inmediata para ser utilizada en las funciones vitales y cualquier otra actividad que el cuerpo realice, en donde lo lógico sería perder peso y talla.

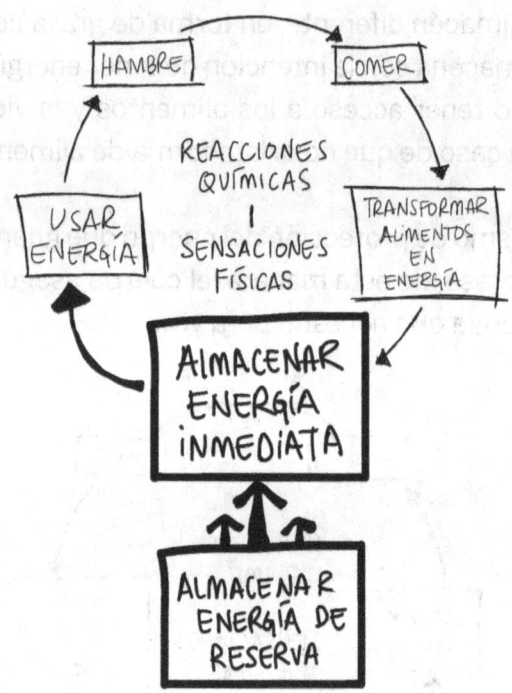

Esta teoría nos ha hecho estar convencidos de que dejar de comer nos hará bajar de peso y que comer respondiendo a la sensación de hambre nos hará aumentar de peso y talla constantemente. Debido a esto, se ha generado un enfoque en la alimentación que se limita a estrategias para "no subir de peso" o para "bajar de peso" en donde te sugieren contar calorías para que comas menos de lo que en teoría tu cuerpo necesita para operar: porcionar comida, comer poco, hasta practicar ayunos, dejar de comer, por periodos de ¡hasta dieciocho horas!

Este tipo de estrategias pueden llevarte a vivir una vida en donde la sensación de hambre permanece todo el tiempo y que, en mi propia experiencia, puedo describir como una vida miserable.

Seguir una dieta bajo cualquier estrategia que limite la cantidad de alimentos para usar "más energía de la que almacenaste" en teoría debería de ofrecer resultados de manera casi inmediata pero NO siempre sucede de esa manera.

He tenido una gran cantidad de clientes que presumían hacer largos períodos de ayuno, hasta de veinte horas, sin experimentar ningún tipo de cambio físico. Al no observar ningún cambio en la talla, en el peso, ni en el tamaño de la panza, seguían limitando cada vez más los alimentos hasta desarrollar un terror por comer, estableciendo una mala relación con la comida y peor aún, aumentando de peso constantemente.

Lo que en realidad sucede al dejar de comer o limitar demasiado la cantidad de comida, es que el cuerpo entra en un estado de emergencia al no tener seguridad de que recibirá la energía suficiente para realizar las actividades de función vital que permiten sostener la vida, lo cual lleva al cuerpo a romper el ciclo de abastecimiento y uso de energía al tener que operar de diferente manera para proteger las reservas de energía (grasa corporal) Cuando esto sucede, se producen diferentes reacciones químicas en el cuerpo que explicarlas me harían dirigir la información a otra dirección que te haría quedar mas confundido. Es por esto, que necesitamos enfocar la atención en el funcionamiento correcto y eficiente del cuerpo.

*Dejar de comer rompe el ritmo del funcionamiento del ciclo de abastecimiento y uso de energía, lo que provoca que el cuerpo funcione diferente y no tengamos ningún control sobre él.*

# RITMO EN EL CICLO DE ABASTECIMIENTO Y USO DE ENERGÍA

En un escenario perfecto, donde el cuerpo funciona de manera óptima y eficiente, el tiempo para completar el ciclo de abastecimiento y uso de energía debería tomar entre tres a cuatro horas.

Esto significa que la sensación de hambre se presenta alrededor de tres horas después de haber comido. Estos tiempos son una aproximación; pueden variar ya que dependen del tipo de alimentos que comiste y de las actividades que realizaste en las horas siguientes. Más adelante profundizaremos más acerca de esto, una vez que tengas la información suficiente y hayas avanzado en la práctica. Con calma sigue leyendo y todo se irá acomodando poco a poco.

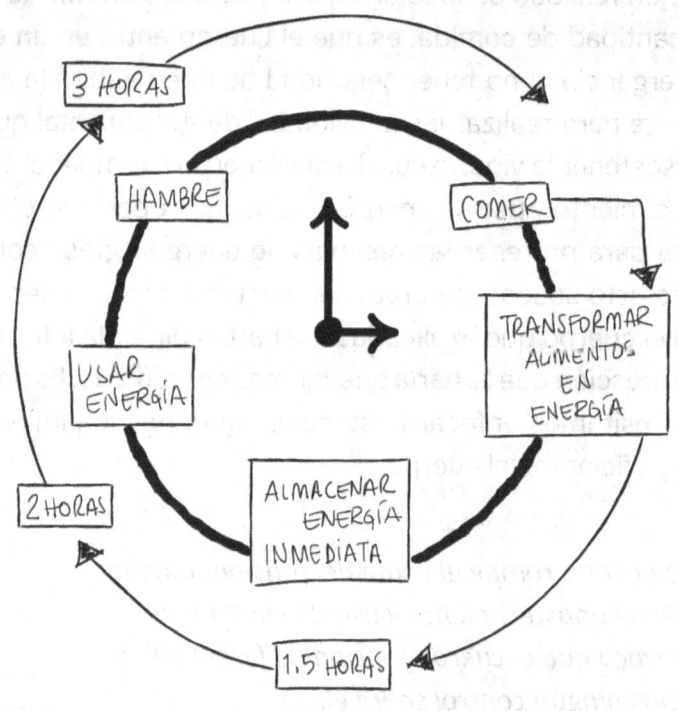

Lo que sucede cuando "parece" que se ha desarrollado resistencia a la sensación de hambre aguantando muchas horas en ayuno, o cuando no se experimenta la sensación de hambre de manera clara, es que el cuerpo ha sido programado para completar el ciclo de manera lenta—el cuerpo opera en modo "ahorro de energía" para eficientar la energía de los alimentos que consumió por última vez y la libera la energía en forma de goteo.

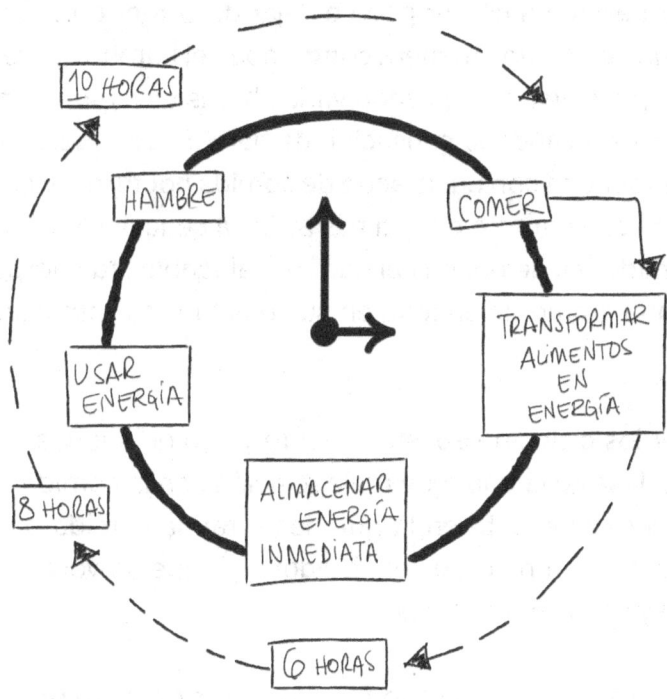

Esto quiere decir que el ciclo de abastecimiento y uso de energía está demorado por varias horas. En lugar de tener ciclos que duren alrededor de tres horas, tienen ciclos que duran hasta 10 horas, pero en donde de ninguna manera tienen acceso a la energía de reserva (grasa corporal). El cuerpo tiene un desempeño deficiente al no tener energía fluyendo de manera rápida.

Generalmente las personas con un ciclo de abastecimiento y uso de energía demorado argumentan no experimentar hambre. Tienen frases como: "casi no como, no sé por qué aumento tanto de peso". También argumentan no tener hambre durante el día, pero de noche comen sin control o de manera abundante todo tipo de alimentos; son un tipo de comedores nocturnos.

Mis clientes con ciclos demorados me decían "hago muy bien la dieta durante el día, pero en la noche, lo arruino todo" porque para ellos era comer poco o dejar de comer durante el día, creían que de alguna manera controlaban el hambre, pero de noche, después de haber pasado varias horas en ayuno, el ciclo se completa activando la sensación de hambre con fuerte intensidad. Responden con un atracón de comida nocturno, y el cuerpo guardará cada gramo de esa maravillosa cena. Incluso si lo que has comido "es de buena calidad" o "saludable", tu cuerpo guardará cada gramo de energía en sus dos formas, inmediata y de reserva.

Al tener los ciclos de abastecimiento y uso de energía demorados, se desarrolla una muy mala relación con la comida, una relación codependiente en la que necesitan la comida para vivir, pero no la quieren porque es "traidora" ya que provoca aumento de talla y peso continuamente.

La clave para que el cuerpo pueda operar de manera óptima y eficiente es mantener el ritmo en el ciclo de abastecimiento y uso de energía comiendo cada tres horas. De esta manera, se encuentra un equilibrio entre la energía que se consume por medio de los alimentos y la energía que se gasta en las actividades que se realizan en las siguientes horas.

Cuando explico que hay que mantener equilibrio entre la energía que consumimos y la energía que gastamos, generalmente piensan que comenzaremos una práctica en donde se asigna un número, en donde rápidamente llega a la mente la palabra "calorías" y sobre ese número se cuentan alimentos para llegar a cierto número que deberíamos de alcanzar o no sobrepasar.

Esto podría tener lógica de cierta manera si el cuerpo pudiera operar de manera lineal y estable, en donde se pudiera contabilizar, pero desafortunadamente no sucede así ya que existen demasiadas variables que no nos permiten hacer cálculos exactos y poder utilizar alguna unidad de medida.

# LAS VARIABLES

El abastecimiento de la energía varía dependiendo del tipo de alimentos que se consumen y el gasto de la energía varía dependiendo de las actividades que se realizan en las siguientes horas. Además tenemos que agregar una variable más: el probable cambio que puede haber en la rutina. Ya que no todos los días realizamos las mismas actividades a la misma hora, experimentamos cambios todo el tiempo que nos impiden seguir una dieta en la que se pueda "contabilizar" lo que entra y lo que sale como contador haciendo un balance del año.

*"El cuerpo no gasta energía de manera lineal"*

El gasto de la energía depende de las actividades que se realizan, y las actividades que se realizan cambian a todo momento dependiendo de la hora y del día, por lo cual, algunas horas del día el gasto es mayor que otros. Esto se debe a que algunas actividades que requieren energía no han sido consideradas como tal y al enfrentarte a un plan de alimentación demasiado estricto o de conteo de calorías, el cuerpo no tiene la energía suficiente para llevar a cabo las actividades. La sensación de hambre crece desde el primer día, y el fracaso está asegurado—no es posible operar el cuerpo sin energía.

# El uso de la energía

El cuerpo utiliza la energía conforme la va necesitando, dependiendo de las actividades que realiza.

Las actividades que realiza el cuerpo que requieren de energía son:

      -la actividad de funcionamiento vital
      -la actividad mental
      -la actividad física
      -la actividad emocional

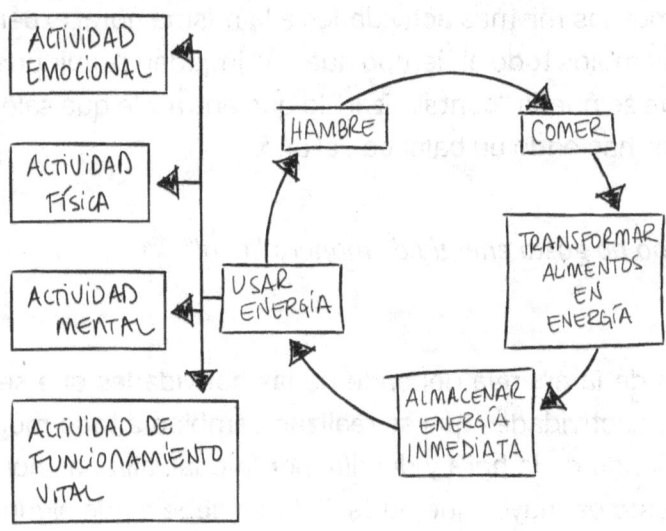

Algunas de estas actividades no han sido consideradas con anterioridad como lo abordaremos en este libro, así que te pido que pongas mucha atención para poder entender porque a veces se incrementan tus niveles de hambre de un momento a otro sin parecer tener ningún sentido.

## Actividad de funcionamiento vital

La actividad de funcionamiento vital es la que se refiere a las actividades que realizan los órganos para mantenernos con vida: todas las actividades que el sistema respiratorio lleva a cabo para que podamos respirar, todas las actividades que el sistema cardiovascular lleva a cabo para que se pueda mantener el flujo sanguíneo o cualquier otro tipo de actividad que el cuerpo lleve a cabo para poder mantenernos con vida. En general todo tipo de proceso que realiza el cuerpo requiere de energía para poder ser realizado.

Estas funciones operan de manera automática y el requerimiento de energía de estas funciones podría parecer que no tiene ninguna variable, pero dentro de estas funciones que nos permiten estar con vida se encuentra el proceso de transformación de los alimentos en energía que pertenece al ciclo de uso y abastecimiento de energía y que tiene una variable.

Este proceso puede variar en la cantidad de energía que requiere, ya que depende del tipo de alimentos que se transforman en energía, es decir que algunos alimentos requieren de más energía para ser transformados que otros.

*"Para transformar los alimentos en energía se necesita energía"*

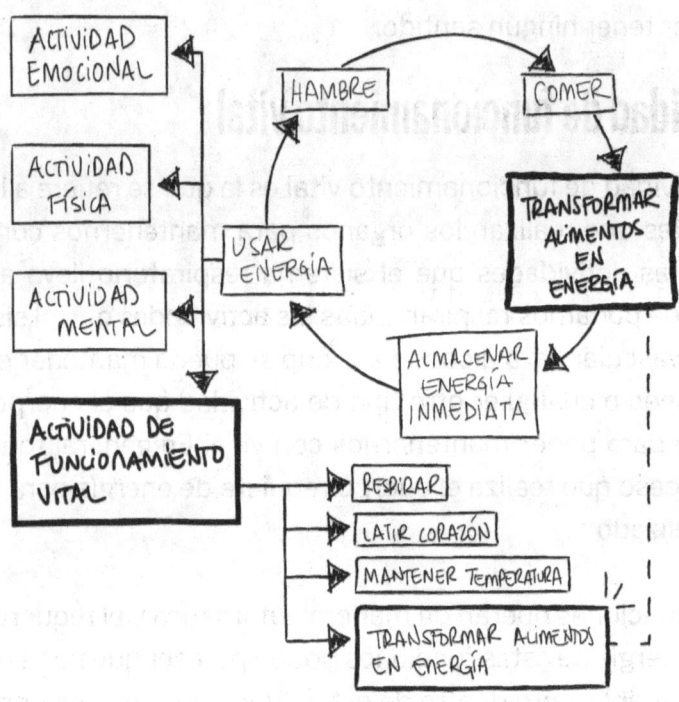

La cantidad de energía que se requiere para poder transformar los alimentos en energía va a depender los alimentos se consuman, **es** decir que algunos alimentos requieren de más energía para ser transformados en energía que otros y en donde algunos alimentos van a necesitar de más energía para ser transformados en energía que la misma energía que te proveen cuando te los comes. Con este tipo de alimentos, el ciclo de abastecimiento y uso de energía no alcanza a completarse ya que no ofrecen suficiente energía para poder ser almacenada y por lo tanto no hay energía para ser utilizada en las siguientes horas. Lo que sucede es que la sensación de hambre llega de manera casi inmediata después de haber comido. Esta es la razón por la cual en algunas dietas demasiado estrictas pueden incrementar la sensación de hambre algunos minutos después de haber comido. En otras palabras, comer cierto tipo de alimentos puede desabastecer tu almacén de energía al no proveer ningún tipo de energía, pero si gastarla.

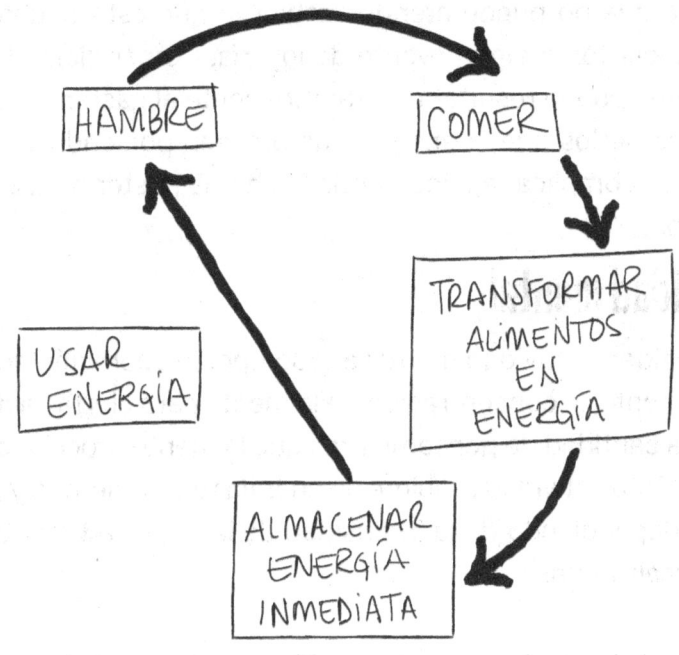

*"Transformar en energía cierto tipo de alimentos, puede desabastecer el almacén de energía inmediata"*

Marimar, una de mis mejores amigas de toda la vida, y además una persona con muchísima conciencia natural de la alimentación, me platicaba que algunas veces prefería no comer nada en el desayuno si no contaba con los alimentos que ya conoce que le funcionan para poder operar bien en la mañana. Me decía que si por alguna razón no comía lo que necesitaba y lo cambiaba, su mañana sería caótica al tener que enfrentar los ataques de hambre que no puede atender debido a que está ocupada en una exposición o algún evento de joyería. Comer cierto tipo de alimentos puede resultar contraproducente al gastar más energía al comerlos que la energía que proveen poniéndote en una situación complicada e incómoda las horas posteriores a haber comido.

## Actividad mental

Se considera actividad mental a todo tipo de operación que realiza la mente, la concentración de la mente para ciertas actividades y la cantidad de pensamientos que la mente procesa por segundo. Esta actividad requiere de energía todo el tiempo y puede variar dependiendo de la intensidad de la actividad mental que estés realizando.

La mente requiere de una mayor cantidad de energía cuando el nivel de concentración es elevado, por ejemplo: resolver un exámen, crear una presentación, o escribir un libro.

La actividad mental de un nivel de concentración menor como: leer emails o una novela, escuchar con atención la conversación de una amiga, o tomar café mientras observas personas caminando, requiere de menor cantidad de energía.

La cantidad de energía que se necesita para la actividad mental también puede depender de las habilidades de cada persona y del contexto. No es la misma energía que necesita una persona para manejar a su trabajo, donde ya conoce el camino y lo hace de manera casi automática, que cuando tiene que manejar esa misma ruta pero en un día con fuerte lluvia y granizo, lo que requiere mayor concentración. Y definitivamente no es la misma concentración que requiere un piloto profesional para manejar en una carrera de la Fórmula 1.

Es importante entender que tu mente requiere de energía para operar y a veces necesita mucha más de la que crees. Algunos de mis clientes limitaban su comida de manera exagerada argumentando que su trabajo era de oficina y permanecían sentados todo el día, lo que los haría gordos al comer demasiado sin estar en movimiento durante el día. No entendían porque experimentaban niveles de hambre tan elevados si en teoría "no estaban haciendo nada".

No entender que la actividad mental requiere de un gasto importante de energía, puede llegar a ser un error muy grande si tu trabajo requiere de altos niveles de concentración. Si estás en constante revisión de números o en estimulación de la creatividad, tu cerebro necesita tanta energía como si estuvieras trotando en el parque. Interesante, ¿no?

*"Pensar requiere de energía"*

# Actividad física

Como seguramente ya lo sabes, la actividad física es la que se refiere a todo tipo de movimiento del cuerpo. Entre más movimiento, velocidad y esfuerzo mayor es la cantidad de energía que se necesita. Pero antes de que te desvíes con la información que tienes acerca del tipo de actividad, lo más importante de entender es que si mueves tu cuerpo, el requerimiento será mayor, no importa si es cardio, fuerza, funcional o yoga. Si tu actividad física es cargar un bebe por diez horas al día es actividad física y necesita energía.

Es fácil entender el gasto de energía cuando practicas algún tipo de actividad física. Las sensaciones del cuerpo se producen de manera clara y la sensación de hambre aparece casi de manera inmediata después de haber realizado la actividad, generalmente en una intensidad mayor.

*"Cualquier tipo de movimiento físico requiere energía"*

# Actividad emocional

Se considera actividad emocional a la estimulación, experimentación y procesamiento de todo tipo de emociones. La actividad emocional es una respuesta ante las situaciones del entorno y cambia dependiendo de las experiencias de la vida diaria.

Procesar cualquier tipo de emoción provoca cambios en la química del cuerpo. Algunas veces puede ser de manera sutil en donde puede pasar desapercibida y algunas otras puede ser tan evidente como cuando te asustas y tu corazón palpita tan rápido que sientes que se sale del pecho.

Cuando las emociones son procesadas, se producen reacciones químicas en el cuerpo como respuesta a este proceso. Dependiendo de la intensidad de la emoción que se esté procesando, es posible percibir las sensaciones en el cuerpo que las reacciones químicas que se han producido durante la actividad emocional; es por eso que en algunas ocasiones puedes haber llegado a experimentar: temblor de pánico o miedo, aumento de temperatura facial por enojo, aumento del ritmo cardíaco por una sorpresa o susto, dolor de espalda baja y hormigueo en las piernas por ansiedad.

Las reacciones químicas que se producen por medio de la actividad emocional son una respuesta natural del cuerpo ante el tipo y la intensidad de emoción. Varían dependiendo de la habilidad de cada persona para manejar las emociones.

La cantidad de energía que se necesita para abastecer la actividad emocional presenta una variable importante ya que depende del tipo de emociones que se procesan, de la habilidad de la persona para manejarlas y de las situaciones a las que se enfrenta en su entorno.

La actividad emocional no ha sido considerada como un gasto de energía importante, y por eso, no entendemos por qué en algunas ocasiones la sensación de hambre aparece de manera repentina.

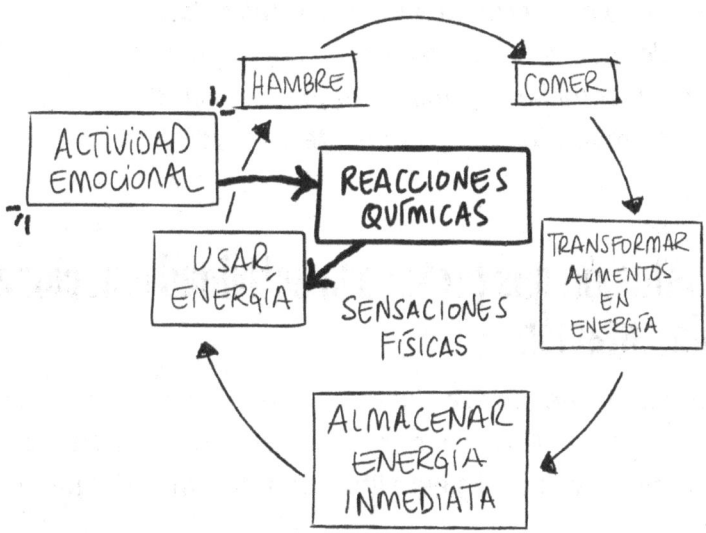

*"Procesar emociones requiere de energía"*

Al no considerar todas las actividades que requieren de energía para poder operar eficientemente, el cuerpo no se abastece de energía de manera correcta. Los ciclos de abastecimiento y uso de energía funcionan sin ritmo de manera ineficiente.

La cantidad de energía que el cuerpo necesita para poder cubrir todas las actividades que realiza puede llegar a ser tan abundante que resulte ilógico, pero créeme, si tu vida está llena de trabajo que requiere altos niveles de concentración combinado con estrés, tu cuerpo necesita mucha energía, tal vez muchísima ,, para poder tener un buen desempeño. Este tipo de rutina de vida puede ser desde la que tiene el director de una institución bancaria, una mamá con un bebe recién nacido o un universitario en temporada de exámenes finales.

*"En la mayoría de los casos, el consumo de los alimentos no es adecuado para cubrir todas las actividades que el cuerpo realiza, ya que el gasto de la actividad mental ha sido minimizado y el gasto de la actividad emocional, completamente ignorado."*

# La confusión que provoca la actividad emocional en la alimentación

La actividad emocional es un tema demasiado extenso en el cual tendríamos que desviarnos completamente para poder explicarlo a detalle pero que en este libro abordaremos de manera sencilla.

La actividad emocional, al ser procesada con reacciones quími-cas en el cuerpo, tiene sus catalizadores, que se definen como los agentes la provocan y pueden ser:

-Las situaciones del entorno - la interacción con otras personas - situaciones de la vida.
-Pensamientos - la programación mental.
-Sensaciones corporales - fisiología.

El nivel de la actividad emocional depende de las habilidades de cada persona para enfrentarse a estos catalizadores y que en algunas ocasiones resulta naturalmente complejo como, por ejemplo, una infidelidad, la enfermedad de un familiar, un mal jefe etc.

En otras palabras, podemos explicar la variable de la actividad emocional como la intensidad de la reacción emocional ante las diferentes situaciones de la vida, de lo que pensamos y de las sensaciones corporales que experimentamos. Por lo tanto, la sensación de hambre que pertenece al ciclo de uso y abasteci-miento de energía se convierte en un importante catalizador de la actividad emocional.

Esto quiere decir que el hambre activa a las emociones y las emo-ciones, al requerir energía, activan el hambre en un ciclo sin fin.

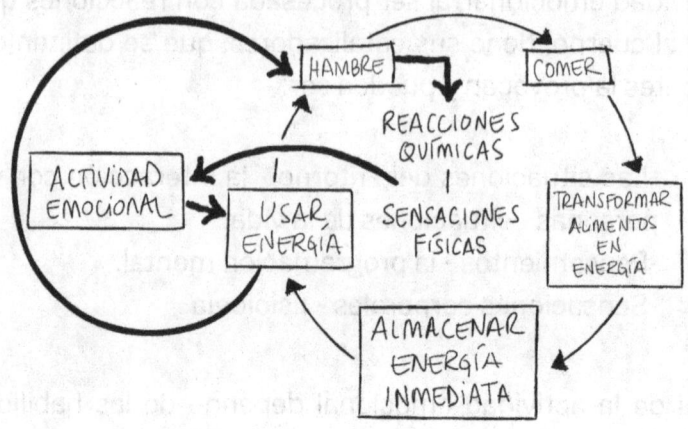

*"El hambre aumenta la actividad emocional y la actividad emocional aumenta la sensación de hambre en un ciclo sin fin "*

Conforme la sensación de hambre y la actividad emocional aumentan se crea un estado de incomodidad físico y emocional, en donde la búsqueda de placer se activa como mecanismo de defensa con la intención de salir de la incomodidad que se ha generado. Los deseos de las diferentes formas de obtener placer se activan y aunque existen muchas, la más popular en la mayoría de las personas es COMER.

Es en este momento en donde la necesidad de comer se intensifica de manera exponencial al ser una necesidad vital del cuerpo, y que al mismo tiempo se incrementa como una búsqueda de placer en donde se vuelve una urgencia inmediata y la sensación de hambre se convierte en un ***DESEO DE COMER*** insoportable.

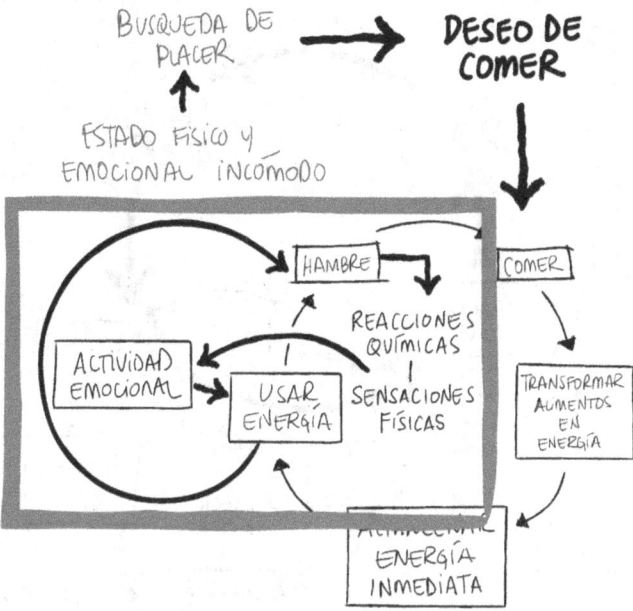

*"La sensación de hambre aumenta la actividad emocional, requiriendo una mayor cantidad de energía, lo que provoca más hambre. Y cuando esta crece, te sientes tan incómodo que buscas placer de inmediato, deseando comer."*

El deseo de comer de manera desesperada provoca atracones de comida, malas decisiones en cuanto a la calidad de los alimentos o a la cantidad, la cual en muchas ocasiones sobrepasa la capacidad del estómago, provocando sensación de pesadez.

Responder ante el deseo de comer provoca descontrol seguido del estado emocional de culpa, vergüenza y arrepentimiento, generando el estado emocional más incómodo del ser humano, mismo que te volverá a hacer buscar placer nuevamente de manera inmediata para poder salir de él nuevamente comiendo.

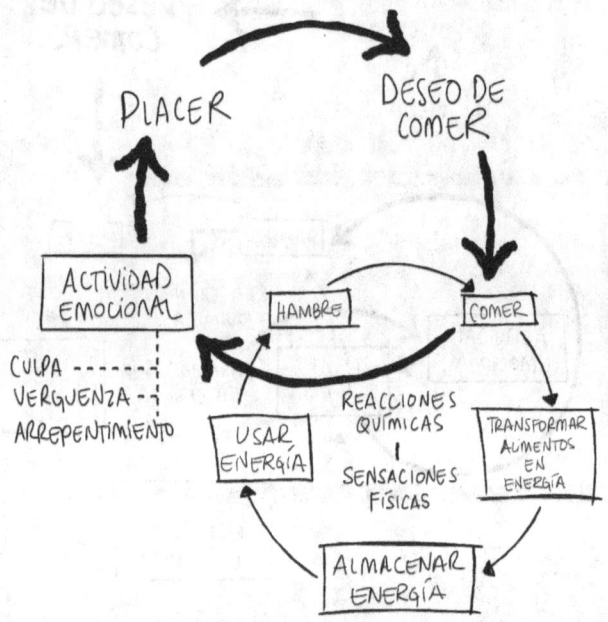

Entrar en este ciclo de deseo de comer, te puede llevar a un descontrol total. A medida que la energía del cuerpo sube y baja de manera irregular, se genera malestar tanto físico como emocional.

Al comer respondiendo al deseo de comer se pierde el objetivo principal del acto de comer y te puede hacer sentir perdido, frustrado y confundido, pero sobre todo, te aleja de la posibilidad de seguir un plan que te lleve a conseguir los objetivos que tengas en cuanto a la alimentación, los cuales no solamente se limitan a la pérdida de peso.

✱

# PASO 2: ENCONTRAR UNA RAZÓN PARA CAMBIAR LA ALIMENTACIÓN

Vivimos persiguiendo un estándar de belleza y un número en la báscula, cuando en realidad el poder que tienen los alimentos es tan grandioso que detenernos a pensar solamente en bajar de peso es una pérdida de tiempo y un objetivo insignificante comparado con todo lo que podemos lograr al controlar la alimentación.

Hemos perdido el verdadero objetivo que tienen los alimentos y cómo podemos beneficiarnos de ellos: cómo podemos disfrutar de la comida para tener la energía necesaria que nos haga sentirnos bien, vernos bien y, sobre todo, mantener el cuerpo en un estado de salud óptimo que nos permita vivir una vida saludable y plena.

Al entender que todo lo que comemos provoca reacciones químicas en el cuerpo que a su vez se reflejan con sensaciones físicas que tienen influencia sobre el estado emocional, podemos convencernos de que la decisión de lo que comemos impacta nuestro estado de bienestar general hasta llegar al punto de la forma en cómo reaccionamos, cómo nos sentimos y cómo enfrentamos la vida diariamente.

Al entender cómo funcionan los diferentes tipos de alimentos y la reacción del cuerpo ante ellos, obtienes el control de la energía de tu cuerpo, dándote un poder superior sobre ti mismo que te hace ser capaz de decidir cuándo comer, cuánto comer y a qué hora comer, siempre en control.

*Al controlar la alimentación con el objetivo de abastecer la energía del cuerpo de manera correcta, las actividades que se realizan en las siguientes horas son llevadas a cabo de manera eficiente, generando un IMPACTO inmediato en el estado emocional de una manera positiva, donde es posible experimentar el verdadero sentimiento de éxito, suficiencia y orgullo.*

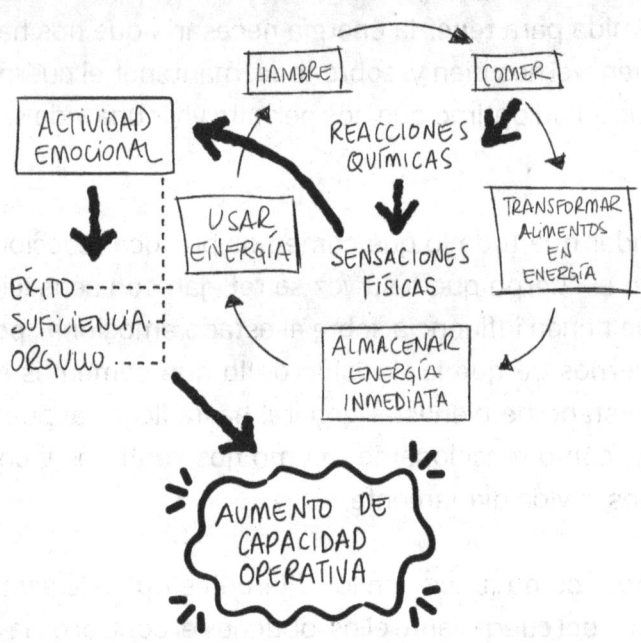

*"Vivir en este estado de bienestar general eleva tu desempeño diario a un nivel de excelencia"*

Cuando eres capaz de controlar lo que comes, te conviertes en el dueño de ti mismo y, desde ahí, eres capaz de lograr cualquier cosa que te propongas.

Controlar tu alimentación te dará fuerza, poder y disciplina que abrirán la puerta a nuevos proyectos, planes y metas que ni siquiera te hubieras imaginado. Controlar tu alimentación puede ser un camino que te ayude a encontrar tu superpoder, tu propósito en la vida, y aunque podrías pensar que ya lo conoces, existe una infinidad de nuevas oportunidades que pueden surgir cuando te decides a hacerlo.

Si hasta hoy lo único que te ha llevado a intentar hacer cambios en tu alimentación ha sido un número en la báscula o el número de talla, ¡olvídate de eso! No te distraigas; tu cuerpo tomará la mejor forma posible de manera natural, haciéndote sentir que es tuyo y sintiéndote orgulloso de él. Podrás disfrutar de la comida para tener energía suficiente que te haga sentir bien, verte bien y sobre todo mantener un estado de salud óptimo que te permita vivir una vida saludable y plena.

# *PLAN

En resumen, al enfrentarnos a dietas demasiado estrictas, intentar luchar contra el hambre, procesar situaciones emocionales complicadas, no saber cuánta energía necesita el cuerpo para operar, no saber cómo funcionan los alimentos en términos de energía, no conocer las sensaciones que provoca lo que comemos y, al responder emocionalmente, físicamente y mentalmente a situaciones externas, el ciclo de uso y abastecimiento de energía se ve afectado en sus requerimientos generando desastre y confusión, en donde muchas ocasiones, respondemos ante el deseo de comer perdiendo el control de la alimentación.

Este tipo de reacciones con la comida se dan de manera sutil o de manera intensa y nos suceden a la mayoría de las personas, sin importar; el peso, la talla, la raza, la estatura o el tamaño.

Es por eso que para poder tomar el control total sobre la alimentación, he creado un plan que te permitirá entender mejor tu cuerpo, tomando en cuenta todas las variables que pueden afectar tus ciclos de uso y abastecimiento de energía.

A lo largo de los siguientes pasos, aprenderás cómo funcionan los alimentos en términos de energía, que tipo de energía te ofrecen y cómo responde mejor tu cuerpo ante ellos al practicar con diferentes planes de alimentación, que irán incrementando en dificultad conforme vas aprendiendo y desarrollando más habilidades.

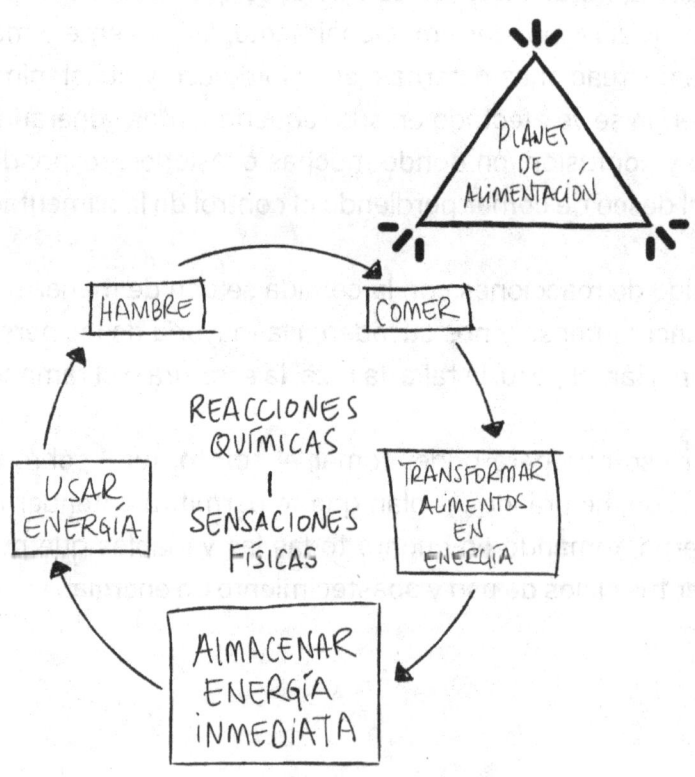

Aprenderás a abastecer tu cuerpo con la energía que necesitará en las siguientes horas de una manera predictiva, una habilidad que te permitirá llevar a cabo las actividades de las siguientes horas de una manera inteligente y eficiente.

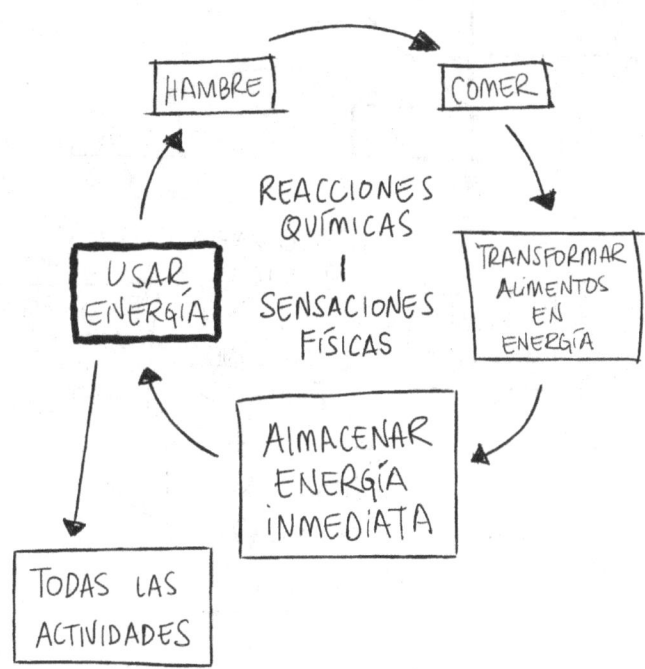

**Aprenderás a reconocer los diferentes niveles de intensidad de las sensaciones de hambre y antojo para poder manejarlas de la mejor manera posible.**

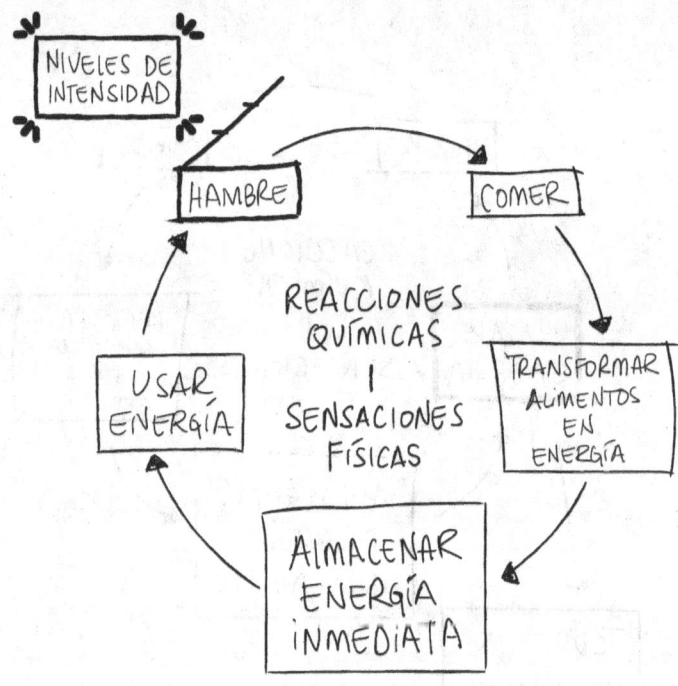

Aprenderás la diferencia entre comer por placer y comer por necesidad, en donde podrás ser capaz de reconocer cuando estás fuera de un ciclo correcto de abastecimiento y uso de energía respondiendo al deseo de comer.

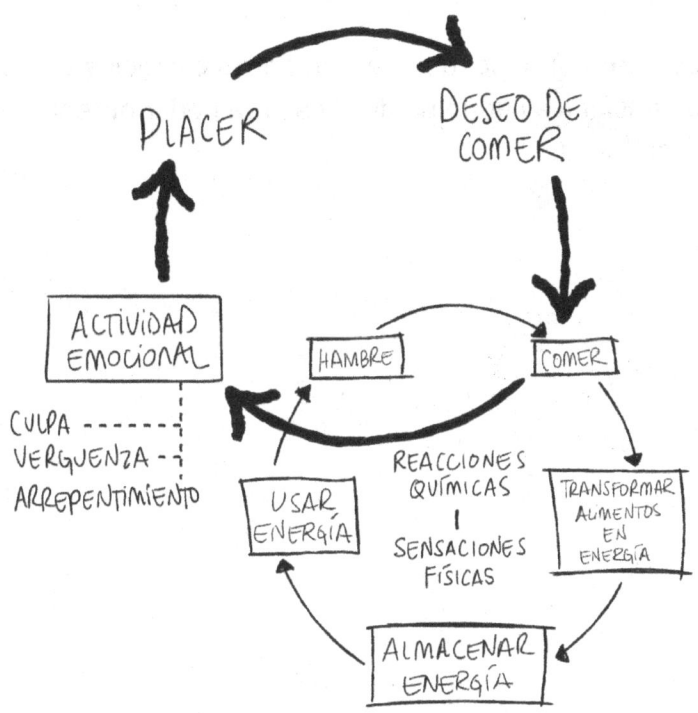

Al final de este entrenamiento serás capaz de crear la dieta que mejor se acomode a tu rutina tu vida y tus gustos. Serás capaz de realizar cualquier cambio en tu plan de alimentación cuando lo requieras dependiendo la rutina, los eventos y los viajes, estableciendo objetivos realistas que te permitan obtener siempre resultados positivos.

Te pido que sigas el orden de cada paso con paciencia y confianza para que puedas lograr el objetivo que esperamos, y sea este el inicio de una nueva vida.

Es muy importante seguir el orden de los ejercicios y el tiempo que se le asigna a cada uno de ellos para poder obtener los mejores resultados.

# ✳ PASO 3. DESAPRENDER

Es muy importante que eliminemos por completo la idea de que dejar de comer es lo que te hará más delgado, que contar calorías y porcionar comida te hará bajar de peso, que comer te hace engordar, que la comida es un enemigo que tenemos que aprender a controlar y que sentir hambre es una maldición genética.

No te adelantes en las páginas pensando que esta estrategia no tiene ningún sentido. La intención es desaprender y tiene como objetivo que disfrutes de los alimentos, que te conectes con la fuente de energía que abastece tu cuerpo y te mantiene con vida, que experimentes la sensación de completo bienestar al abastecer tu cuerpo con la energía que necesitas y que te permite elevar tu calidad de vida y tu estado de bienestar general.

## Plan de alimentación. Real y simple

Objetivo de este plan:

- Restablecer el funcionamiento óptimo y eficiente en el ciclo de uso y abastecimiento de energía - la actividad mental.

- Transformar los alimentos en energía de manera rápida.

- Deshacerme de la idea que que "comer me hace gordo" y "no comer me vuelve flaco"

- Reconocer la diferencia entre comer por necesidad y comer por placer.

- Mantener la alimentación simple sencilla y práctica.

A continuación, explicaré las instrucciones del plan una por una para asegurarme de que estás desaprendiendo bien. Al final de este capítulo podrás encontrar un resumen fácil y sencillo que te ayudará a no perderte en la información.

# Restablecer el funcionamiento óptimo y eficiente en el ciclo de uso y abastecimiento de energía

Es importante restablecer el funcionamiento del ciclo de uso y abastecimiento de energía para que trabaje rápido, constante y en ritmo. Cuando el ciclo de uso y abastecimiento de energía funciona en ritmo, significa que la energía del cuerpo fluye, es decir, se almacena y se libera en ritmo, permitiendo experimentar de manera clara las sensaciones que provienen de las reacciones químicas del ciclo como por ejemplo: sentir saciedad después de comer, sentir mayor claridad mental algunos minutos después de haber comido, experimentar un aumento de energía que te permite ser más productivo física o mentalmente, para volver a sentir la sensación de hambre un par de horas después de haber comido.

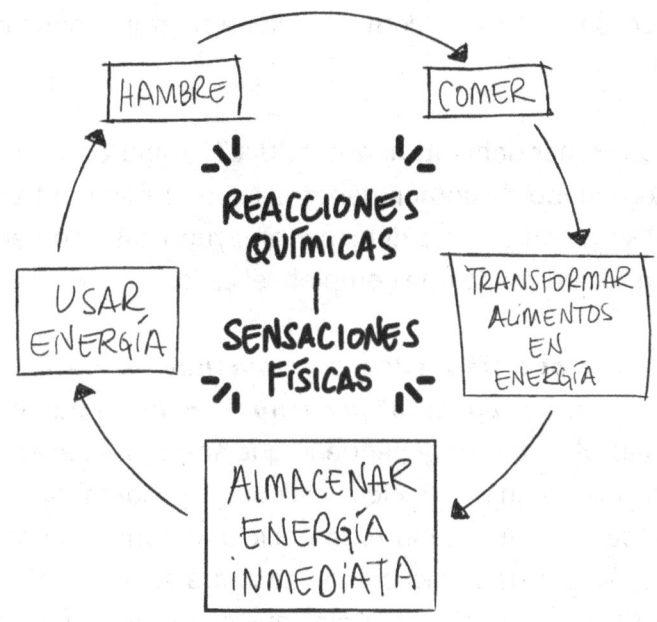

"Cuando los ciclos funcionan en ritmo y
de manera eficiente, la comunicación del
cuerpo se vuelve más clara experimentando
sensaciones físicas claras y concisas."

La regla principal para poder lograr este objetivo es:

*Comer cada 3 horas. Máximo cada 4 horas.*

Es necesario que comas cada tres horas, no importa si tienes hambre o no. Al principio tenemos que "convencer" nuevamente al cuerpo de que será abastecido con energía continuamente. Después de comer, es necesario ayunar (dejar de comer) para permitir que el cuerpo realice los siguientes pasos del ciclo:

transformar los alimentos en energía, almacenar energía, utilizar energía y, nuevamente, permitir que el cuerpo nos avise cuando es necesario volver a comer al experimentar la sensación de hambre.

El acto de comer debe durar entre 20 a 30 minutos, una vez que hayas terminado de comer, deberás esperar mínimo tres horas para volver a comer, este debe ser en ayuno estricto para darle tiempo a tu cuerpo de que complete el ciclo.

*Esto significa que NO puedes estar tomando sorbos de café, comiendo chicles o "picando" pequeños snacks* ya que cada vez que comes algo, por muy pequeño que sea o que parezca insignificante, inicias un nuevo ciclo y el cuerpo "espera" la fuente de energía, para llevar a cabo todo el ciclo; entonces, si no tienes disciplina en el ritmo para comer, se altera el ciclo y el caos comienza. El agua natural es lo único que siempre está permitido.

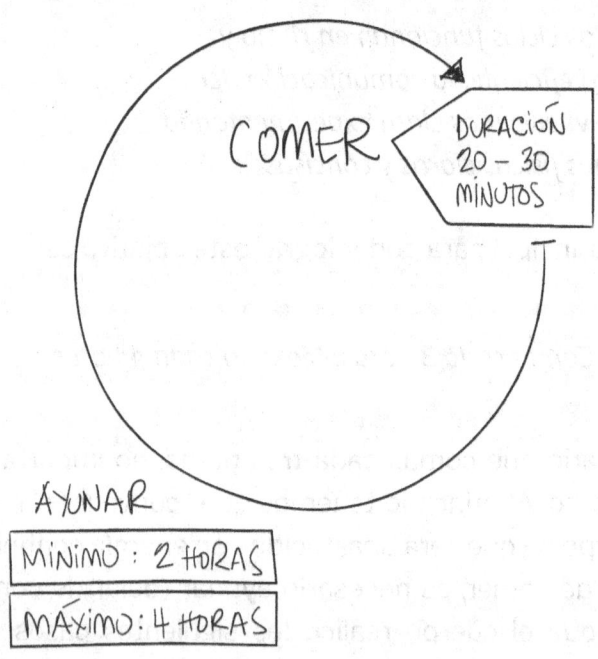

Para algunas personas, esta instrucción puede parecer muy sencilla, pero en la práctica requiere de disciplina y es necesario enfrentarte a algunos cambios en la rutina que, por muy pequeños que puedan parecer, pueden voltear tu mundo al revés. Hazlo lo mejor que puedas.

Lo ideal es iniciar el día y comenzar los ciclos de abastecimiento comiendo media hora o una hora después de haber despertado. El ciclo de abastecimiento debe iniciarse lo más pronto posible una vez que comiencen las actividades; esto permite que el ciclo opere de manera rápida.

Una vez que hayan pasado tres horas de haber terminado la última comida, es necesario que te prepares nuevamente para comer e inicies un nuevo ciclo. Lo esperado es que sientas hambre en una ventana de tiempo de entre dos horas y media a cuatro horas después de haber comido. Este tiempo varía porque depende de lo que comiste por última vez, así como de las actividades que realizaste durante ese ciclo, que más adelante entenderemos a la perfección.

Si no presentas sensación de hambre tres horas después de haber comido, de todas maneras TIENES QUE COMER. Un snack pequeño y sencillo es suficiente para volver a abastecer el almacén e iniciar un nuevo ciclo.

La regla es comer, con hambre o sin hambre, en ritmo. Si al principio no experimentas la sensación de hambre de manera clara, es muy probable que en los siguientes días experimentes las sensaciones conforme tus ciclos entran en ritmo y tu cuerpo se disciplina; también puede suceder que tus niveles de hambre crezcan demasiado y el nivel de hambre aumente y al aumentar la cantidad de comida, sientas que estás comiendo demasiado. Cualquiera de las dos es normal.

Mantener el ritmo en los horarios de comida y la disciplina estricta del ayuno entre comidas, es la regla más importante al comer. Es lo que le da orden y estructura al ciclo.

*"Al comer con ritmo, el cuerpo opera de manera óptima y eficiente permitiendo experimentar las sensaciones físicas en cuerpo que el ciclo provoca"*

## Transformar los alimentos en energía de manera rápida.

Al transformar los alimentos en energía de manera rápida, se asegura el abastecimiento de energía inmediata. Esta es la energía de fácil acceso y la cual responde de manera inmediata ante la necesidad de las actividades que realices en las horas posteriores a haber comido.

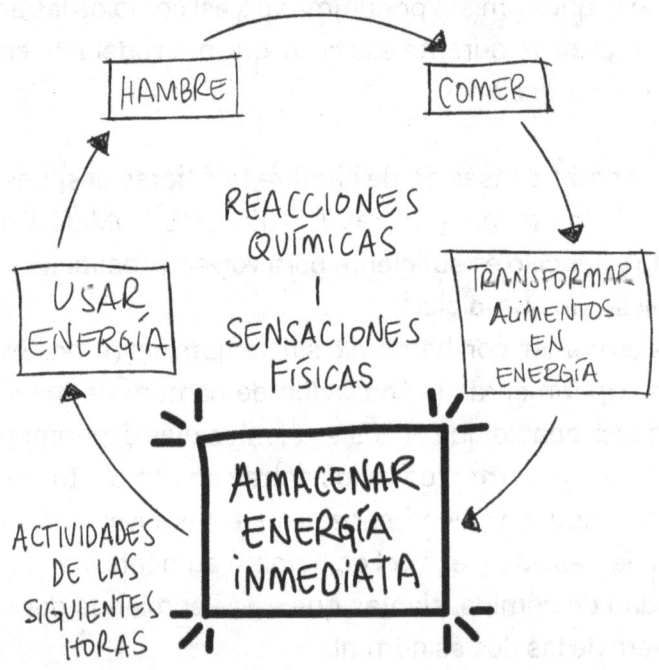

Al tener energía inmediata disponible, nos aseguramos de que el cuerpo utilice la energía de los alimentos que comió por última vez.

En un ritmo que suena "abasteciendo - usando - abasteciendo - usando" no hay tiempo para guardar energía la reserva, ni tampoco para operar de manera ineficiente.

La regla para poder lograr este objetivo es:

*Comer alimentos de origen natural, alimentos reales, de simple preparación.*

Esto tiene como objetivo que tu cuerpo reciba comida real, que provenga del cielo, el mar o la tierra: alimentos como frutas, verduras; alimentos que provengan de animales, como huevos, carnes y pescados; alimentos mínimamente procesados o que sus procesos no cambien la estructura del alimento real, como el yogurt, crema, mantequillas etc.

Al recibir alimentos de origen natural, el cuerpo los reconoce de manera rápida llevando a cabo el proceso de transformación de energía de manera rápida y eficiente.

En el resumen de las instrucciones te comparto una lista con todos los alimentos de origen natural permitidos. Si en tu país existen más frutas o verduras que no vienen en la lista, están permitidas. En este paso es importante que comas todo tipo de alimentos de origen natural que se han "prohibido" en dietas para bajar de peso como el plátano, las uvas o alimentos de origen natural que han ganado mala fama por contener mucha azúcar o muchas "calorías" como el aguacate y el mango. Recuerda que estamos desaprendiendo y toda esa información no la necesitas.

Comer alimentos de origen natural que son fáciles de reconocer y transformar, aumentan la velocidad del ciclo, se transforman rápido, se almacenan rápido, se gastan rápido, por lo que es normal experimentar rápido la sensación de hambre. En algunas ocasiones, tan solo dos horas después de haber comido, puedes volver a experimentar la sensación de hambre, incluso con mayor intensidad de lo que estás acostumbrado.

*"Cuando comes alimentos de origen natural, los alimentos son transformados en energía de manera rápida, dándole velocidad al ciclo y experimentando la sensación de hambre en menor tiempo y con mayor intensidad"*

### Alimentos empacados de origen natural

Podemos llegar a encontrar productos de muy buena calidad y de origen natural que han sido mínimamente procesados. Estos tipos de productos únicamente han sido: pelados, picados, triturados o molidos para después simplemente ser colocados en un envase o bolsita. Para poder reconocer este tipo de alimentos de origen natural empacados, es necesario aprender a leer las etiquetas de los productos en donde puedes encontrar la información que necesitas.

En todos los alimentos que han sido empacados y procesados, por ley deben de tener un etiquetado; puedes encontrarlo a un costado o al reverso del producto. El etiquetado tiene una tabla con la información nutrimental y una leyenda que contiene los ingredientes que han sido utilizados para crear el producto.

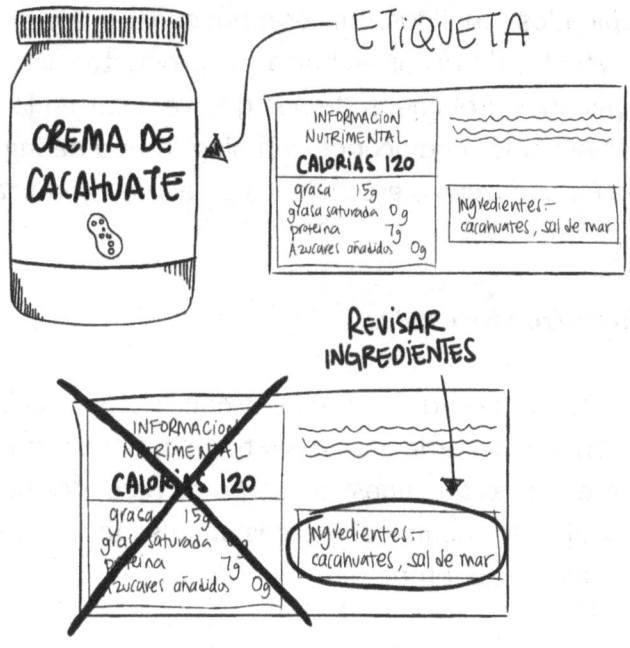

La leyenda de los ingredientes nos informa todos los ingredientes que fueron utilizados para crear el producto (son los ingredientes de la receta). Es una lista que contiene uno por uno los ingredientes comenzando con el que contiene en mayor cantidad.

Si en la parte de ingredientes encuentras alimentos que no están permitidos en el plan o que no reconoces, entonces estás frente a un producto que no es de calidad y que, muy probablemente, tu cuerpo no reconozca cuando te lo comas, lo que provocará que tu ciclo de abastecimiento y uso de energía se vea afectado inmediatamente. Cuando un producto está lleno de químicos e ingredientes que no reconoces, quiere decir que el alimento ha sido alterado (ultraprocesado); deja de ser "real y simple". Lo modificaron y, en ese proceso, el alimento quedó destruido.

Productos como leche descremada, yogurt sin grasa, productos pelados, picados y molidos, nueces empacadas en bolsa, quesos, verduras lavadas y picadas en bolsa son productos de origen natural empacados. Solamente tienes que verificar en la etiqueta que no hayan sido modificados con ningún tipo de ingrediente extra que no conozcas o estén llenos de azúcar añadida, jarabe de maíz etc.

### Alimentos ultra procesados.

Los alimentos procesados son los que han sido modificados y alterados para conservarlos por largo tiempo. Generalmente contienen ingredientes que nuestro cuerpo no reconoce de manera fácil y sencilla. Al consumir alimentos procesados el ciclo de uso y abastecimiento se rompe.

Cuando el cuerpo recibe comida falsa como alimentos que son creados en un laboratorio a base de ingredientes que no conoces, el ciclo se altera, el cuerpo responde operando de manera ineficiente como si se quedara atascado tratando de transformar en energía algo que no contiene nada. Cuando esto sucede, diferentes tipos de reacciones químicas pueden suceder provocando inflamación, falta de energía, cansancio, dificultad para concentrarse, más hambre y antojos derivados de la misma comida procesada y del desastre que esta provoca en el ciclo.

Al consumir alimentos que no son de origen natural, el ciclo deja de funcionar en ritmo y de manera eficiente. El almacén de energía inmediata se ve afectado en su abastecimiento y no recibe energía para operar las siguientes horas. El cuerpo entra en estado de emergencia ante la falta de energía inmediata y una infinidad de posibilidades de reacciones químicas pueden suceder. (Podría escribir un libro completo acerca de esto pero no nos vamos a desviar). Por esta razón no está permitido ningún tipo de alimento procesado como: papitas fritas, bizcochos, panes, dulces y de ninguna manera, bebidas azucaradas o bebidas "light".

*"La razón por la cual este plan de alimentación es llamado Real y simple es porque el objetivo principal es que el cuerpo reconozca los alimentos que consumiste y obtenga la energía que estos le proporcionan".*

# Deshacerme de la idea de que comer me hace gordo.

El cuerpo necesita la energía de los alimentos para poder vivir; es imposible vivir sin comer. Lo más importante es convencerse de que la razón por la cual se puede llegar a experimentar un aumento de peso y talla es debido al funcionamiento ineficiente del ciclo y no a la cantidad de alimentos que se consumen. Se debe a la mala calidad de los alimentos que se consumen, combinado con la falta de ritmo en los ciclos (falta de disciplina en los horarios para comer).

Para poder lograr este objetivo, la regla principal es:

*NO porcionar comida*

Estás entendiendo bien, en este plan de alimentación no es necesario contar los gramos de proteína, ni tazas de arroz o piezas de tortillas. Es muy importante responder al hambre comiendo la cantidad de energía que el cuerpo requiere. Antes de aventar este libro a la basura, te pido nuevamente tu confianza.

Este método ha sido probado y demostrado ¡con éxito! Puedes comer la cantidad de comida que tu cuerpo necesite, pero es muy importante cumplir con las primeras dos reglas: comer en ritmo y consumir alimentos de origen natural.

Al comer con ritmo en un promedio de cada tres horas, las porciones se ajustan al nivel de hambre dependiendo del requerimiento de las actividades que se realizan después de comer. Confía en que tu cuerpo responderá de manera natural con el nivel de hambre necesario.

Las porciones deben responder al nivel de hambre que a su vez responde al requerimiento de las actividades que se realizan. Es por eso que puede variar a cada momento dependiendo de las actividades que se realizan y dependiendo de los alimentos que se consumieron (poco a poco irás entendiendo más. Es normal que te agobie, sigue avanzando).

Es esperado tener variaciones en los niveles de hambre; te darás cuenta cómo en algunos ciclos tienes más hambre que otros y tus porciones incrementan o disminuyen. Esto nuevamente depende de lo que comiste por última vez y las actividades que realizaste en ese ciclo. Tu cuerpo responde al requerimiento que necesita para la actividad de funcionamiento vital, física, mental y emocional a la que te expones dependiendo el día y la hora del día. Te darás cuenta de que tus porciones pueden variar significativamente durante la semana en comparación con el fin de semana o incluso la hora del día.

Cumplir con la regla de comer sin porcionar la comida puede llegar a provocar ansiedad y nervios, sobre todo a las personas que están acostumbradas a limitar las porciones de la comida, personas que viven contando calorías y que tienen pánico a engordar o a sentir hambre. Debes confiar realmente en el proceso de este método para poder hacer cambios en la alimentación.

*"Al comer REAL Y SIMPLE, tus niveles de hambre crecen exponencialmente. No te preocupes; es normal. ¡A COMER! "*

## Reconocer la diferencia entre comer por necesidad y comer por placer.

Al comer con ritmo y llevar una disciplina en los ciclos de abastecimiento y uso de energía será fácil reconocer la sensación de hambre como una necesidad vital de requerimiento de energía. Comenzarás a experimentar las sensaciones de "baja energía", "cansancio" y "falta de concentración" cuando los niveles de energía inmediata se han agotado. Esto te permite reconocer de manera clara las sensaciones que se presentan en tu cuerpo y asociarlas a una necesidad de energía que requiere comida.

Por otro lado, es necesario que observes la diferencia de las sensaciones que se presentan después de haber comido por el placer que la comida te ofrece, por lo cual es necesario disfrutar de ese placer de manera controlada.

Para poder lograr este objetivo la regla principal es:

*Hacer una comida libre ("cheat meal") una vez por semana.*

Si no aventaste por la ventana el libro con la instrucción pasada, es probable que lo avientes en esta, porque para poder seguir esta regla es necesario que escojas entre el desayuno, la comida o la cena de algún día de la semana y te prepares para disfrutar de TODO TIPO DE ALIMENTOS que pueden ser fritos, procesados y azucarados. Tal y como lo lees, lo que pido es que rompas las reglas del plan en una comida de la semana.

Me encantaba dar esta instrucción a mis clientes mientras estaban en mi programa de entrega de comida. Parecía como si creyeran que era la dueña de un hechizo, en el cual, al hechizarlos, podían comer de todo lo que quisieran sin engordar. Para algunos era emocionante escuchar esta instrucción y, automáticamente, planeaban el tremendo evento. Para otros, parecía que les estaba dando la receta para pesar 500 kilos; en algunas ocasiones, me llamaban segundos antes de comer para asegurarse que les había permitido hacerlo y que no iban a engordar. Por supuesto que me reía con ellos al decirles que el hechizo ya estaba hecho, que comieran con confianza.

La comida libre (cheat meal) tiene una duración de entre cuarenta minutos a una hora para comer todo lo que quieras, incluyendo postres y la comida más deliciosa que pienses que engorda. Por supuesto debe ser algo que te guste. Esto no quiere decir que vayas a comerte solo lo que no se permite. Este ejercicio es para que te permitas disfrutar de la comida que muchas veces te gusta tanto y la evitas porque no es saludable y comerla te genera culpa o miedo a engordar.

Recuerda que es solo una comida a la semana, no es un día de la semana. Asegúrate de llevar bien el ritmo de tus comidas previas a la comida libre. Esto te permite que llegues a disfrutar de la comida sin la desesperación que puedes llegar a experimentar si dejaste crecer tus niveles de hambre por haber omitido alguna comida.

Una vez que hayas terminado, deberás:

-Ayunar nuevamente por un mínimo de tres horas para volver a comer.

-Volver a comer tres horas después de haber hecho tu comida libre para no perder  el ritmo en el ciclo. Puede ser un snack o nuevamente una comida completa de tu  plan REAL Y SIMPLE.

*"Es muy probable que no tengas hambre después que hayan pasado las tres horas, pero es muy importante volver a iniciar un nuevo ciclo de abastecimiento y uso de energía comiendo para evitar caer en un patrón de atracones de comida."*

Es normal que, después de hacer la comida libre (cheat meal), experimentes sensaciones como inflamación, cansancio, sueño, culpa y miedo a engordar. Al experimentar cualquier fuente de placer inmediato, es esperado pagar un precio que viene acompañado de malestar físico y emocional. Es parte de este entrenamiento experimentar este tipo de sensaciones que te permitirán establecer, de una manera clara, la diferencia de las sensaciones que producen los alimentos reales y simples comparadas con las sensaciones que producen alimentos procesados en las horas posteriores a haber comido.

Al principio, es normal que quieras comer hamburguesas, pollo frito, tacos dorados, enchiladas, pizzas, postres, el pastel de la abuela, el flan de la receta de la suegra, papitas fritas, alimentos empacados, comida chatarra y comida rápida. Conforme evolucionas en tu camino hacia el bienestar, la comida irá evolucionando contigo.

*"Disfruta del placer que los alimentos te ofrecen."*

### Duración del plan

La duración de este plan es de mínimo dos semanas para que tu cuerpo pueda entrar en ritmo con los ciclos de abastecimiento y uso de energía. Recomiendo que lo sigas de dos a cuatro semanas.

Lo más interesante de este entrenamiento es que no tienen que esperar a que sea lunes nuevamente para comenzar a hacer cambios. En esta mentalidad nueva que estamos creando, cada ciclo es una nueva oportunidad de volver a empezar, una nueva oportunidad de decidir qué es lo que vas a comer, cómo lo vas a comer y qué deseas que pase en tu cuerpo en las siguientes horas. Acuérdate que te estás preparando para poder ser el dueño de la energía de tu cuerpo en cada ciclo del uso de energía.
Este plan de comida REAL Y SIMPLE es un estilo de vida sostenible. Si necesitas permanecer más tiempo en este plan, puedes hacerlo de manera indefinida. Seguir este plan de alimentación como un estilo de vida te traerá beneficios de todo tipo.

### Llevar snacks

Comer cada tres horas puede ser una tarea demasiado complicada ya que es necesario desarrollar un nuevo hábito y desarrollarlo puede agregar algo de estrés a tu vida, como cualquier cambio. Te recomiendo mantener tu alimentación simple y sencilla; puedes utilizar snacks fáciles de llevar como: frutas, nueces, pistaches, y en caso de que seas un "tragón profesional" como yo, puedes preparar un par de sandwiches que te saquen de ese ataque de hambre que llega sin piedad.

Dedica un día de tu semana a buscar snacks que se acomoden a tu rutina y a tu estilo de vida. Mantén comida real y simple en tu oficina, tu bolsa o tu carro para cuando te toque comer nuevamente estés preparado.

### Consumo de alcohol

Tengo que admitir que el alcohol no es algo que yo consuma ni promueva, pero entiendo que en muchas ocasiones es algo que es parte de la vida y de la cultura de algunas personas por lo cual no quiero ser tan radical.

Intentar eliminar el consumo de alcohol puede ser un impedimento para comenzar a hacer cambios en tu alimentación, así que te dejo algunas recomendaciones para que mantengas el consumo de alcohol limitado.

Si estás acostumbrado a tomar alcohol más de tres veces por semana te recomiendo que bajes el consumo a dos días a la semana (recomiendo que una de estas sea una con tu comida libre) y lo hagas viernes y sábado, una vez que hayas mantenido una disciplina impecable (con las recomendaciones que ya escribí anteriormente) de lunes a viernes.

Hacer cambios en la alimentación pueden llevarte a vivir una vida llena de bienestar que te permiten sentirte pleno, satisfecho y orgulloso. Esto puede ser un camino que te aleje de cualquier tipo de sustancia utilizada con fines de recreación. Tengo fe en que este camino de cambios pueda llevarte a una vida completamente saludable en donde el alcohol no sea necesario en tu vida.

# Resumen

Plan de alimentación real y simple.
Duración: Mínimo dos semanas
Reglas principales:

1. Comer cada 3 horas. Máximo cada 4 horas.
Respetando los horarios de ayuno estricto.
2. Comer alimentos de origen natural, alimentos reales,
de simple preparación.
3. NO porcionar comida.
4. Hacer una comida libre (cheat meal) una vez
por semana.

-Trigo, arroz, maíz, cebada, avena, centeno, mijo, sorgo, quinoa y amaranto. Todos sus derivados como: tortillas de maíz, tostadas de maíz, tortitas de arroz inflado, arepas, palomitas de maíz (naturales , no de bolsa de microondas) etc.

-Frijoles de todo tipo, alubias, lentejas, habas.

-Papas de todo tipo, y camotes.

-Pan de masa madre.

**-Todo tipo de frutas frescas:**

Fresas, frambuesas, cerezas, ciruelas, manzanas, moras, zarzamoras, tuna, piña, manzana, papaya, pera, mango, uvas, mamey, durazno, ciruela, sandía, guayaba, naranja, mandarina, lima, litchi, pitahaya (fruta del dragón), rambután, carambola, mangostán, chirimoya, maracuyá, guanábana, lulo, uchuva, y todo tipo de fruta.

**-Todo tipo de verduras:** Espinaca, pimiento, champiñones, portobello, germinados de todo tipo: soya, betabel, alfalfa, etc. Cebolla, chayote, calabacita, brócoli, arúgula, jitomate, tomate verde, nopal, todo tipo de chile, coliflor, betabel, pepino, berenjena, rábano, apio , acelga y lechugas de todo tipo.

-Claras de huevo, filete de res, lomo de cerdo, pechuga de pollo (sin piel), pechuga de pavo, atún de lata en agua, atún fresco. Pescado blanco.

-Gelatina sin azúcar, merengues sin azúcar. Yogurt de tipo griego 0% grasa.

-Mostaza

-Vinagres de todo tipo: blanco, de manzana, de arroz, balsámico, etc.

-Sal, pimienta, tomillo, ajo, albahaca, orégano, comino, pimienta cayena. (puede ser fresco o seco)

-Aminos de coco, salsa tamari.

-Stevia y fruto del monje como endulzante.

-Camarones, salmón, langosta, pulpo, piezas de pollo (pierna, muslo, alas), huevos completos (con yema) y yemas de huevo.

-Queso de cabra, queso mozzarella fresco, queso panela, queso feta, queso parmesano, yogurt griego con grasa.

-Nueces, almendras, pistaches, piñones, nuez de la india, macadamia, castañas y avellanas.

-Aceitunas, aguacate.

-Aceite de oliva, aceite de uva, aceite de ajonjolí, aceite de aguacate.

-Mantequilla clarificada (ghee)

-Leche de coco, leche de almendra (natural o empacada sin endulzar).

-Coco fresco, coco seco rallado, yemas de huevo.

-Ajonjolí, alcachofa, palmitos, hummus, garbanzo, linaza, chía.

-Cacao en polvo, granos de cacao, cacao nibs, chocolate amargo 70% sin azúcar.

-Mayonesa

Observaciones importantes:

## Lo permitido

Los endulzantes permitidos son: stevia natural, fruta del monje (monk fruit).

Para cocinar están permitidos el aceite de oliva, aceite de aguacate, aceite de ajonjolí. Te recomiendo utilizar una pequeña cantidad para cocinar, pero no hay que limitar la cantidad de aceite cuando está crudo, recuerda que no hay porciones, puedes echar mucho aceite a tu ensalada. La razón de esta observación es porque el aceite puede llegar a quemarse cuando se cocina a altas temperaturas. Cuida la temperatura del sartén, siempre a fuego medio.

Puedes usar para cocinar y condimentar tus alimentos de manera libre: mostaza, vinagres de todo tipo (blanco de manzana, balsámico etc.), jalapeño, limón, sal, ajo fresco, ajo en polvo, pimienta, tomillo, albahaca, orégano, comino, pimienta cayena, aminos de coco, salsa tamari, stevia y monk fruit como endulzante.
Todos los productos deben de ser naturales sin ningún tipo de azúcar añadida o endulzantes.

En el caso de los postres y pasteles, se recomienda consumir postres o pasteles hechos en casa a base de ingredientes 100% naturales sin azúcar. Puedes experimentar con diferentes tipos de postres saludables, paletas heladas a base de fruta, gelatina, y panques. Solo recuerda no utilizar ningún tipo de azúcar o miel.

### *Lo que debes evitar*

No permitido: ningún sazonador que no sea natural o que contenga glutamato monosódico, aceite de canola, soya, girasol o cualquier otro aceite de origen vegetal hidrogenado que no esté en la lista de alimentos permitidos.

No está permitido freír la comida, es decir, hundir la comida en aceite caliente, ni empanizar.

### *Ejemplo del plan de alimentación real y simple.*

Este es solo un ejemplo de cómo debería ser tu alimentación, para darte una guía y una pequeña muestra. Recuerda que todos tenemos rutinas diferentes que pueden llegar a cambiar en cualquier momento. Enfócate en comer cada tres horas; si tienes hambre, come mucho y si no, un pequeño snack es suficiente, ¡Pero come!

¡No te compliques! Manténlo simple, sencillo y práctico.

No intentes seguir recetas nuevas y elaboradas que harán que pierdas de vista el objetivo principal. A continuación, te doy un ejemplo de menús sencillos que no requieren de mucha habilidad de preparación; entre más sencillo, mejor.

|  | Ejemplo 1 | Ejemplo 2 | Ejemplo 3 |
|---|---|---|---|
| Al despertar | Manzana | Avena cocida con agua, stevia y canela con topping de manzana, plátano o moras | Jugo verde |
| Desayuno | Pan de masa madre con aguacate y huevos | Plato de fruta con yogurt griego 0% grasa, crema de almendra y nueces picadas como topping . | Sandwich de pechuga de pavo con verduras. |
| Snack | Café frío. | Sandwich de pavo con verduras | Manzana rebanada con crema de cacahuate |
| Comida | 1 taza de almendras sopa de verduras tacos de fajitas de pollo | Pescado asado con ensalada y arroz | Tostadas horneadas con pollo, verduras y guacamole |
| Snack | Plato de fruta mixta | Pudín de chía con moras azules | Smoothie de fresas plátano y leche de coco |
| Cena | Aguacate relleno de atún con tostadas horneadas | Ensalada de queso mozzarella y jitomate, pan de masa madre | Quesadillas de tortilla de maíz con queso mozzarella fresco y pico de gallo |

# *
# PASO 4.
# APRENDER

Aprender cómo funcionan los alimentos dependiendo la energía que ofrecen y cómo responde el cuerpo ante ellos en las siguientes horas nos permite poder operar el cuerpo de la mejor manera. Nos brinda la posibilidad de decidir la calidad de desempeño y la eficiencia del cuerpo al realizar las actividades de las siguientes horas.

Dominar esta información te otorga un superpoder que te permite tener el control sobre la energía de tu cuerpo. Por eso, en este paso, nos vamos a concentrar en aprender el tipo de energía que los alimentos ofrecen y poder aplicar esta información en la vida diaria. Te recomiendo que tomes notas, subrayes el libro, uses pegatinas en el refri o en las cajas, lo que sea que tengas que hacer para poder ser un maestro en esta información. Una vez que lo hayas dominado será tan sencillo que no podrás creerlo.

Después de comer, mediante diferentes procesos químicos, los alimentos son transformados en energía. Esta energía se almacena como energía inmediata de dos tipos:

-La energía de tipo 1 que es la que el cuerpo toma como primera opción.
-La energía de tipo 2 que es la que el cuerpo toma como segunda opción.

Los alimentos se clasifican dependiendo del tipo de energía que proveen. Algunos alimentos pueden proveer ambos tipos de energía, pero su clasificación, en este entrenamiento, depende de la energía que proveen en mayor cantidad.

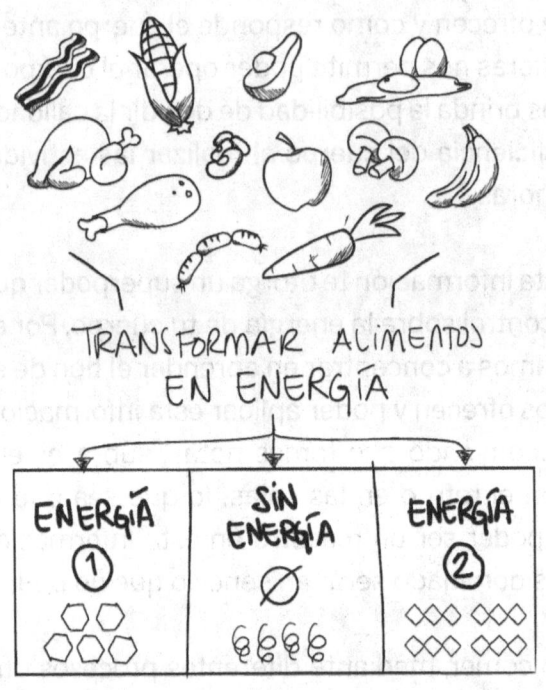

TRANSFORMAR ALIMENTOS
EN ENERGÍA

| ENERGÍA ① | SIN ENERGÍA ∅ | ENERGÍA ② |
|---|---|---|

# Energía de tipo 1

### Tiempo de transformación

La energía de tipo 1 es la energía que el cuerpo "prefiere" como primera opción ya que transformarla y almacenarla como energía inmediata es rápido. El cuerpo tarda alrededor de diez minutos (aproximadamente) en tener disponible la energía en el almacén después de haber comido y pueda ser utilizada.

### Sensaciones

Debido a la rapidez con la que estos alimentos pueden ser transformados en energía inmediata (abastecer el almacén), la sensación de hambre y antojo disminuye "casi" al instante (la alarma se apaga).

### Rendimiento

La energía de tipo 1 ofrece **poco rendimiento;** esto quiere decir que el estómago se llena y te sientes satisfecho pero el almacén de energía inmediata solo se llena a la mitad, lo cual te permite realizar un menor número de actividades. Al vaciarse el almacén de energía inmediata, es esperado que después de comer este tipo de alimentos la sensación de hambre se presente poco tiempo después de haber comido.

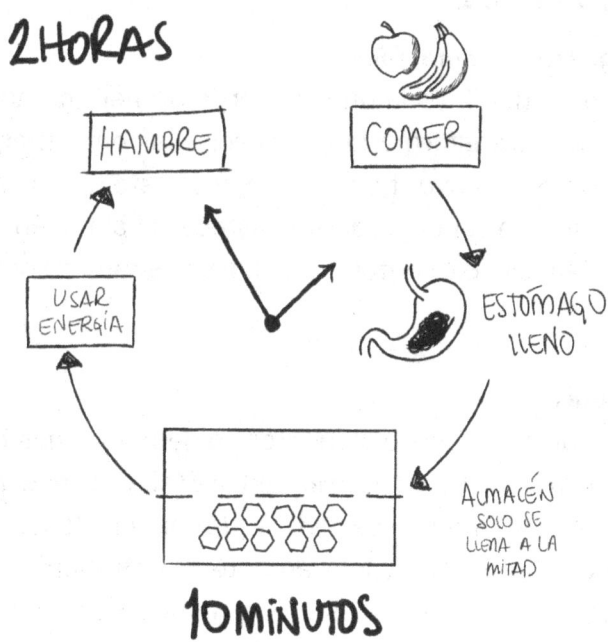

### *Alimentos que proveen energía de tipo 1*

-Trigo, arroz, maíz, cebada, avena, centeno, mijo, sorgo, quinoa y amaranto. Todos sus derivados como: tortillas de maíz, tostadas de maíz, tortitas de arroz inflado, arepas, palomitas de maíz (naturales , no de bolsa de microondas) etc.

-Frijoles de todo tipo, alubias, lentejas, habas.

-Papas de todo tipo, y camotes.

-Pan de masa madre.

**-Todo tipo de frutas frescas:**

Fresas, frambuesas, cerezas, ciruelas, manzanas, moras, zarzamoras, tuna, piña, manzana, papaya, pera, mango, uvas, mamey, durazno, ciruela, sandía, guayaba, naranja, mandarina, lima, litchi, pitahaya (fruta del dragón), rambután, carambola, mangostán, chirimoya, maracuyá, guanábana, lulo, uchuva, y todo tipo de fruta.

# Energía de tipo 2

### Tiempo de transformación

La energía de tipo 2 es la que el cuerpo prefiere como segunda opción ya que transformarla y almacenarla como energía inmediata requiere de mayor tiempo. Al comer este tipo de alimentos se puede obtener energía para abastecer el almacén alrededor de cuarenta y cinco minutos a una hora después de haber comido.

### Sensaciones

Debido a que este tipo de alimentos se demoran más tiempo en ser transformados en energía inmediata (abastecer el almacén), la sensación de hambre se reduce de manera lenta. Al comer este tipo de alimentos exclusivamente, te deja siempre con "ganas de algo más" aunque el estómago esté lleno y sientas que ya no le cabe más.

### Rendimiento

La energía de tipo 2 ofrece **mayor rendimiento.** Al llenarse el estómago y sentirte satisfecho también se llena el almacén de energía inmediata. Esto te permite realizar un mayor número de actividades o actividades de mayor intensidad. La sensación de hambre y antojo también demora más tiempo en llegar.

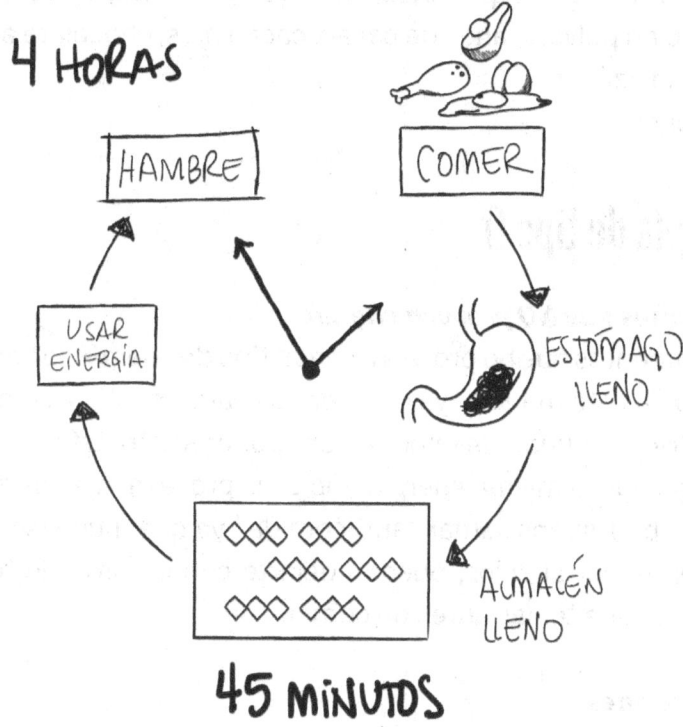

## Alimentos que proveen energía de tipo 2

-Camarones, salmón, langosta, pulpo, piezas de pollo (pierna, muslo, alas), huevos completos (con yema) y yemas de huevo.

-Queso de cabra, queso mozzarella fresco, queso panela, queso feta, queso parmesano, yogurt griego con grasa.

-Nueces, almendras, pistaches, piñones, nuez de la india, macadamia, castañas y avellanas.

-Aceitunas, aguacate.

-Aceite de oliva, aceite de uva, aceite de ajonjolí, aceite de aguacate.

-Mantequilla clarificada (ghee)

-Leche de coco, leche de almendra (natural o empacada sin endulzar).

-Coco fresco, coco seco rallado, yemas de huevo.

-Ajonjolí, alcachofa, palmitos, hummus, garbanzo, linaza, chía.
-Cacao en polvo, granos de cacao, cacao nibs, chocolate amargo 70% sin azúcar.
-Mayonesa

# Energía de tipo O

*Alimentos que NO proveen energía.*
Los alimentos que no proveen ningún tipo de energía se han clasificado de esta manera, ya que por sus características, requieren de mayor cantidad de energía para poder ser transformados en energía que la misma energía que ellos proveen. A estos alimentos los podríamos llamar "anti-comida", ya que muchas veces al comerlos por sí solos, pueden dejarte con un nivel de hambre mayor al que tenías antes de comer.

### Sensaciones

El almacén de energía inmediata "espera" la energía después de haber comido, pero debido a que estos alimentos no alcanzan a abastecer el almacén de energía inmediata, la sensación de hambre puede permanecer o incluso puede provocar un aumento en la sensación llevándote a niveles de desesperación por comer.

### Rendimiento

Este tipo de alimentos puede, en lugar de ofrecerte energía y rendimiento, quitarla haciéndote sentir cansado y sin ganas de realizar ningún tipo de actividad.

*Alimentos que NO proveen energía.*

-**Todo tipo de verduras:** Espinaca, pimiento, champiñones, portobello, germinados de todo tipo: soya, betabel, alfalfa, etc. Cebolla, chayote, calabacita, brócoli, arúgula, jitomate, tomate verde, nopal, todo tipo de chile, coliflor, betabel, pepino, berenjena, rábano, apio , acelga y lechugas de todo tipo.

-Claras de huevo, filete de res, lomo de cerdo, pechuga de pollo (sin piel), pechuga de pavo, atún de lata en agua, atún fresco. Pescado blanco.

-Gelatina sin azúcar, merengues sin azúcar. Yogurt de tipo griego 0% grasa.

-Mostaza

-Vinagres de todo tipo: blanco, de manzana, de arroz, balsámico, etc.

-Sal, pimienta, tomillo, ajo, albahaca, orégano, comino, pimienta cayena. (puede ser fresco o seco)

-Aminos de coco, salsa tamari.

-Stevia y fruto del monje como endulzante.

**A estos alimentos los podríamos llamar "anti-comida" ya que muchas veces al comerlos por sí solos, pueden dejarte con un nivel de hambre mayor al que tenías antes de comer.**

A continuación, te comparto la clasificación de los alimentos en base a la energía que estos proveen; es exclusiva para este entrenamiento.

## ENERGÍA DE TIPO 1

-Trigo, arroz, maíz, cebada, avena, centeno, mijo, sorgo, quinoa y amaranto. Todos sus derivados como: tortillas de maíz, tostadas de maíz, tortitas de arroz inflado, arepas, palomitas de maíz (naturales , no de bolsa de microondas) etc.
-Frijoles de todo tipo, alubias, lentejas, habas.
Papas de todo tipo, y camotes.
-Pan de masa madre.
-Todo tipo de frutas frescas:
Fresas, frambuesas, cerezas, ciruelas, manzanas, moras, zarzamoras, tuna, piña, manzana, papaya, pera, mango, uvas, mamey, durazno, ciruela, sandía, guayaba, naranja, mandarina, lima, litchi, pitahaya (fruta del dragón), rambután, carambola, mangostán, chirimoya, maracuyá, guanábana, lulo, uchuva, y todo tipo de fruta.

## ENERGÍA DE TIPO 0

-Todo tipo de verduras: Espinaca, pimiento, champiñones, portobello, germinados de todo tipo: soya, betabel, alfalfa, etc. Cebolla, chayote, calabacita, brócoli, arúgula, jitomate, tomate verde, nopal, todo tipo de chile, coliflor, betabel, pepino, berenjena, rábano, apio , acelga y lechugas de todo tipo.
-Claras de huevo, filete de res, lomo de cerdo, pechuga de pollo (sin piel), pechuga de pavo, atún de lata en agua, atún fresco. Pescado blanco.
-Gelatina sin azúcar, merengues sin azúcar. Yogurt de tipo griego 0% grasa.
-Mostaza
-Vinagres de todo tipo: blanco, de manzana, de arroz, balsámico, etc.
-Sal, pimienta, tomillo, ajo, albahaca, orégano, comino, pimienta cayena. (puede ser fresco o seco)
-Aminos de coco, salsa tamari.
-Stevia y fruto del monje como endulzante.

## ENERGÍA DE TIPO 2

-Camarones, salmón, langosta, pulpo, piezas de pollo (pierna, muslo, alas), huevos completos (con yema) y yemas de huevo.
-Queso de cabra, queso mozzarella fresco, queso panela, queso feta, queso parmesano, yogurt griego con grasa.
-Nueces, almendras, pistaches, piñones, nuez de la india, macadamia, castañas y avellanas.
-Aceitunas, aguacate.
-Aceite de oliva, aceite de uva, aceite de ajonjolí, aceite de aguacate.
-Mantequilla clarificada (ghee)
-Leche de coco, leche de almendra (natural o empacada sin endulzar).
-Coco fresco, coco seco rallado, yemas de huevo.
-Ajonjolí, alcachofa, palmitos, hummus, garbanzo, linaza, chía.
-Cacao en polvo, granos de cacao, cacao nibs, chocolate amargo 70% sin azúcar.

Te pido que no te agobies con tanta información. Lo único importante hasta ahora, es que entiendas que existen diferentes tipos de energía, que hacen que experimentes diferentes sensaciones físicas en las siguientes horas después de haber comido. Conforme vayas practicando, entenderás cada vez más y todo irá tomando forma poco a poco.

# ✳ PASO 5. TOMAR ACCIÓN

llevar toda la información que has aprendido en el paso ante-rior a tu vida diaria puede llegar a ser agobiante. Pensar en todas las diferentes posibilidades que existen cada vez que comemos se vuelve un mar infinito de posibilidades que preferimos no explorar. Pero esta vez es diferente; al aplicar este paso, podrás conectar la información con las reacciones químicas que se producen al comer y las sensaciones que estas producen en tu cuerpo.

El objetivo de este entrenamiento es aprender y progresar, por lo cual es esperado que no lo hagas a la perfección. Es un proceso que requiere constancia, dedicación y sobre todo ESTAR ATENTO en cómo responde tu cuerpo. Recuerda que las sensaciones que experimentas en tu cuerpo son la forma en la que tu cuerpo te habla. ¡Escúchalo! Cada cuerpo responde de manera diferente y es normal.

### ¡Manos a la obra!

Es importante entender bien el rendimiento de los diferentes tipos de energía y las sensaciones que se presentan en las horas siguientes y para continuar con la práctica es necesario separar los alimentos dependiendo de la energía que ofrecen, en cada comida. De esta manera podrás observar cómo responde tu cuerpo ante los diferentes tipos de energía de una manera clara, que te permitirán experimentar las sensaciones físicas que se presentan después de comer, así como el rendimiento que cada una te ofrece. *Es de suma importancia para este entrenamiento reconocer las sensaciones en el cuerpo, observar y entender cómo habla tu cuerpo.

Es importante que aprendas el tipo de energía que cada alimento ofrece (con calma y conforme vas avanzando al practicar). De esta manera podrás construir una base sólida de conocimiento que más adelante te llevará a cumplir cualquier objetivo que te propongas en la alimentación.

Para poder seguir avanzando es necesario que hayas practicado por un mínimo de dos semanas el plan de alimentación REAL Y SIMPLE, que estés comiendo con ritmo, en una ventana entre tres y cuatro horas, con ayuno estricto entre ellas y que no estés haciendo más de dos comidas libres a la semana. Si cumples con todas las reglas anteriores entonces estás listo para tomar acción y pasar al siguiente plan de alimentación.

# Plan de alimentación. Alimentos separados

Objetivo de este plan:

-Aprender el tipo de energía que cada alimento ofrece.
-Reconocer las sensaciones que los diferentes tipos de energía provocan en mi cuerpo.
-Experimentar cómo reacciona mi cuerpo ante los diferentes tipos de energía las horas posteriores.
-Observar el rendimiento de energía en las horas posteriores a la comida.

Para poder cumplir con los objetivos de este plan es necesario cumplir con la siguiente regla:

Separar los alimentos dependiendo de la energía que ofrecen en cada comida

Esto quiere decir que, en cada comida, deberás escoger un tipo de energía; ya sea el tipo 1 o el tipo 2, ya que los alimentos de energía 0 (alimentos que no proveen energía) siempre están permitidos. Después de haber elegido un tipo de energía, ya sea

1 o 2, deberás armar tu platillo utilizando únicamente los alimentos que proveen este tipo de energía.

Esta estrategia tiene como objetivo proporcionar al cuerpo solamente una fuente de energía por comida y experimentar las sensaciones que provocan en las siguientes horas dependiendo del rendimiento que te ofrecen. Es muy importante no mezclar los tipos de energía 1 y 2, esto con intención de que puedas observar la diferencia entre las sensaciones y el rendimiento que ofrece cada una de ellas. Para poder cambiar de tipo de energía, es necesario que hayan pasado tres horas desde la última comida y nuevamente recalcar que una vez que haya terminado el acto de comer, es necesario ayunar (no comer) mínimo tres horas, máximo cuatro.

Puedes permanecer en el mismo tipo de energía durante varias comidas consecutivas si así te conviene. Es decir, no es necesario intercalar los tipos de energía por comida.

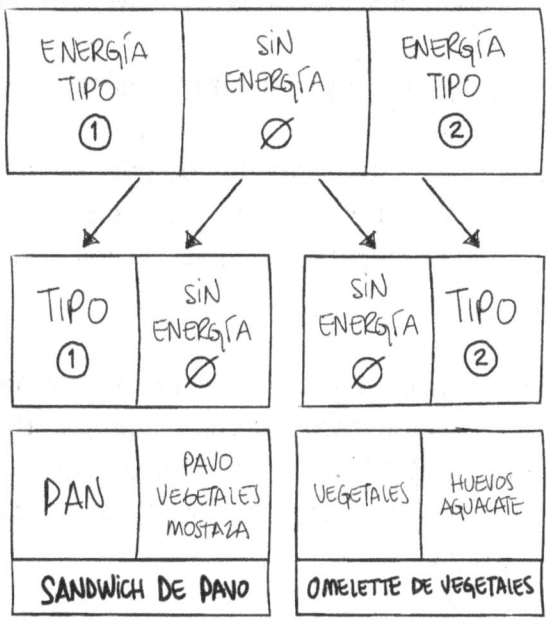

## Planeación

Es importante que tomes en cuenta algunos factores que te permitirán estar mejor preparado para lograr el objetivo:

1. Al separar los tipos de energía, el rendimiento que obtienes de cada uno es diferente. Al comer energía de tipo 1 te volverá a dar hambre más rápido que cuando comes la energía de tipo 2.

2. Al separar los alimentos por tipo de energía, el ciclo de uso y abastecimiento de energía funciona con mayor velocidad, por lo cual, la sensación de hambre puede llegar más rápido y también crecer exponencialmente en poco tiempo, lo que pue de hacer tomar malas decisiones de atracones si la sensación de hambre se vuelve incontrolable.

3. Las opciones para encontrar comida preparada que cumpla con las instrucciones se vuelve más difícil.

Por lo que te doy algunas sugerencias para hacerlo más sencillo.

Te sugiero que escojas los alimentos de energía tipo 1 cuando tú mismo puedas preparar tu comida ya que es más complicado encontrar comida preparada (sin aceite; los aceites ofrecen energía de tipo 2).

Utiliza alimentos de tipo 2 cuando tengas que comer en algún restaurante o tengas que comprar comida preparada, asumiendo que utilizaron aceite para cocinar. Pide que te cocinen los tipos de aceite permitidos o, como mejor opción, asado (sin aceite).

*"Llevar contigo snacks, que te permitan estar preparado en caso de que el hambre llegue con intensidad y de manera repentina, aumenta tus posibilidades de éxito."*

Observaciones:

### Sensaciones

Es importante poner atención en cómo aumenta el nivel de intensidad en la sensación de hambre, dependiendo la energía que utilizaste en la comida por última vez. Observa las diferentes sensaciones que pueden presentarse al mismo tiempo que el hambre, como sueño, cansancio, falta de concentración. Entre más sube de intensidad, más sensaciones la acompañan. De esta manera podrás entender cómo te habla tu cuerpo.

Observa qué tipo de energía disfrutas más, cuál es la energía que tu cuerpo prefiere. En teoría la energía de tipo 1 es la que el cuerpo escoge como primera opción, pero no todas las personas refieren esta preferencia. En mi caso, la energía de tipo 2 me funciona y me hace sentir mejor cuando practico este plan de alimentación. Cuando consumo aguacate, crema de almendras o de cacahuate, me siento con energía por más tiempo y me hace sentir segura en mi desempeño, por lo cual es mi preferida.

### Rendimiento

Observa con mucha atención cómo se siente tener energía inmediata disponible para poder realizar tus actividades. Podrás observar el rendimiento que te hace sentir que "puedes dar más" ya sea actividad física o mental.

Al separar los alimentos dependiendo de la energía que ofrecen, es fácil comenzar a neuro-asociar las sensaciones que se producen en el cuerpo inmediatamente. Esto significa que cuando comes un tipo de energía en específico tu cerebro comienza a asociar lo que siente tu cuerpo físicamente en las siguientes horas con ese tipo de alimentos. También es fácil observar la diferencia del rendimiento de los dos tipos de energía.

Nuevamente te recuerdo que, al enfrentarse a cambios de todo tipo, es normal pasar por diferentes etapas que en un principio pueden traer caos a tu rutina y darte ganas de renunciar. Sigue practicando; es un trabajo de progreso no de perfección.

### Importante

Lo más importante es mantener el control de tu alimentación todo el tiempo, incluso al romper la dieta cuando haces tu comida libre. Si enfrentas momentos en donde no consigues mantener la nueva regla y sientes que estás perdiendo el control, recuerda que puedes bajar de nivel de dificultad y volver al plan REAL Y SIMPLE. Eso es mantenerse en control.

# Resumen

Plan alimentos separados.
Duración: Mínimo dos semanas
Reglas principales

1.Comer cada 3 horas. Máximo cada 4 horas.
Respetando los horarios de ayuno estricto.
2.Comer alimentos de origen natural, alimentos reales,
de simple preparación.
3.NO porcionar comida.
4.Hacer una comida libre (cheat meal) una vez
por semana.
5.Separar los alimentos dependiendo de la energía que
ofrecen en cada comida

A continuación, te comparto un ejemplo de lo que puedes practicar. Manténlo simple. No te compliques.

| | Ejemplo 1 | Ejemplo2 | Ejemplo 3 |
|---|---|---|---|
| Desayuno | Tipo 2<br>Huevos completos revueltos con verduras<br>Guarnición de aguacate | Tipo 1<br>Hotcakes de avena con fresas | Tipo 1<br>Avena con bayas y plátano |
| Snack | Tipo 1<br>Manzana | Tipo 2<br>Almendras | Tipo 2<br>Café frío con leche de almendras sin azúcar<br>Puño de almendras |
| Comida | Tipo 2<br>Ensalada con pollo, aderezo (no agregar frutas, ni pan, no granos ni aderezos endulzados con miel) aguacate, aceite de oliva | Tipo 1<br>Sandwich de pechuga de pavo con verduras (sin mayonesa, sin aguacate) | Pollo asado con arroz integral o tacos de fajitas de pollo asado |
| Snack | Tipo 2<br>Chocolate sin azúcar<br>Té frío | Tipo 1<br>Bowl de fresas | Tipo 2<br>Pistaches |
| Cena | Tipo 2<br>Ensalada de atún con mayonesa | Tipo 1<br>Pasta con tomate | Tipo 1<br>Smoothie de berries |

*

# PASO 6. EXPERIMENTAR A PROFUNDIDAD

## ANTES DE COMENZAR HAGAMOS UNA PAUSA

Es necesario repasar lo que hemos hecho hasta ahora. De esta manera podemos asegurarnos que vamos creando los cimientos sólidos y firmes en la alimentación que te harán sentir seguro para la siguiente etapa: la experimentación profunda.

Lo que hemos logrado al practicar los planes de alimentación anteriores es tener ciclos de abastecimiento y uso de energía rápidos y eficientes que se representan con la presencia de hambre y antojo alrededor de dos a cuatro horas después de haber comido, en donde puedes reconocer de manera clara durante el día las sensaciones de hambre y saciedad. Sentirlas te confirma que tu cuerpo está trabajando de manera correcta, a máxima velocidad y potencia.

Tienes mayor energía para realizar actividades en las horas posteriores a haber comido que se acompañan de una sensación de "bienestar general". Para este momento has establecido una relación con la comida de una manera sana, en donde la anhelas y la disfrutas; disfrutas de los sabores, los diferentes platillos que puedes crear. Y cuando separas los alimentos dependiendo de la energía que ofrecen, las sensaciones todavía se intensifican con mayor claridad. Puedes reconocer a tu cuerpo exponenciando los niveles de hambre, dependiendo del tipo de energía que comiste por última vez.

El deseo de darte un atracón solo se presenta si has dejado pasar más de cuatro horas sin comer. En general tus niveles de hambre se mantienen tolerables, controlados y cómodos.

Disfrutar de la comida libre o cheat meal te resulta muy emocionante; te conecta con el placer que la comida te puede ofrecer y también te enseña las diferentes sensaciones que se producen en tu cuerpo en las siguientes horas. Disfrutar de la comida libre o cheat meal les resta dificultad a los cambios en la alimentación al darte permiso de comer "lo prohibido".

La sensación de sentirte más ligero, menos inflamado y en general "mejor" es evidente.

El objetivo en los planes anteriores y las prácticas anteriores se debe reflejar con sensaciones cómodas que te permitan experimentar el estado de bienestar. Si hasta ahora te sientes cómodo, seguro y bien con lo que hemos practicado, estás listo para poder conocer tu cuerpo a profundidad y salir nuevamente de la zona de confort.

*"Para poder seguir avanzando, es muy importante que hayas experimentado la sensación de bienestar que te da mantener los ciclos en ritmo."*

## EXPERIMENTACIÓN PROFUNDA

El siguiente plan de alimentación tiene un nivel de exigencia mayor. Nuevamente, es importante que observes las sensaciones y el comportamiento de tu cuerpo después de comer. Recuerda que, al elevar el estándar, al inicio es esperado no cumplir a la perfección las reglas, por lo cual, tienes como herramienta principal bajar a un plan de menor dificultad en algún ciclo que la rutina o algún imprevisto de la vida no te permita seguir con las reglas.

Para este momento cuentas con tres diferentes planes de alimentación que puedes practicar como mejor te convenga.

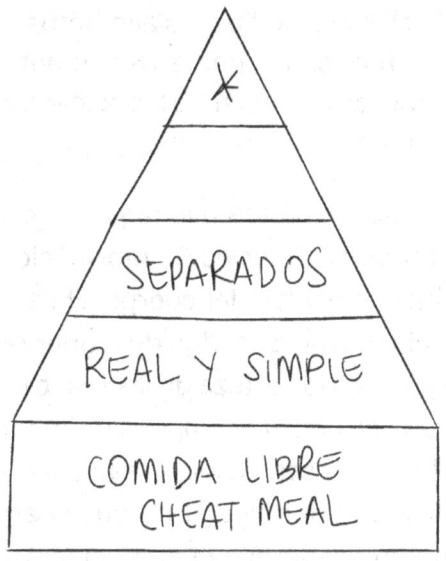

No tengas miedo de bajar la exigencia del plan cuando sea necesario. Recuerda que cada ciclo te da la oportunidad de decidir y es parte del entrenamiento aprender a ser flexible y astuto para hacer cambios. Lo más importante es aprender a mantener el control en cada ciclo manteniéndote en la pirámide y respetando los horarios de comida SIEMPRE para evitar entrar en el ciclo del deseo de comer.

Para saber si estás listo para comenzar a practicar este plan, es necesario:

-Haber practicado el plan ALIMENTOS SEPARADOS por un mínimo de dos semanas.
-Entender la diferencia en las sensaciones que se experimentan las horas posteriores dependiendo el tipo de energía que consumiste.
-Llevar el ritmo de los ciclos y estar comiendo en promedio cada tres horas y ayunando entre comidas.
-No hacer más de dos comidas libres a la semana.

-Haber aprendido la clasificación de los alimentos y conocer el tipo de energía que ofrece cada uno de los alimentos.
-Haber experimentado la sensación de bienestar y comodidad general al comer con ritmo.

Las sensaciones que se presentan a lo largo del ciclo y que son diferentes para cada persona, ofrecen información importante acerca de lo que sucede dentro del cuerpo. Hasta ahora, tenemos algunas sensaciones que suceden de manera clara y concisa, con las cuales tenemos la certeza de las reacciones químicas que suceden en el cuerpo en determinados momentos. Tenemos la seguridad que, al sentir la sensación de saciedad, hemos abastecido el tanque de energía inmediata y que cuando sentimos la sensación de hambre es porque la energía inmediata se está agotando. Conforme el tiempo transcurre se presentan diferentes tipos de sensaciones que te ofrecen mayor información importante acerca de tu cuerpo y es necesario que las exploremos.

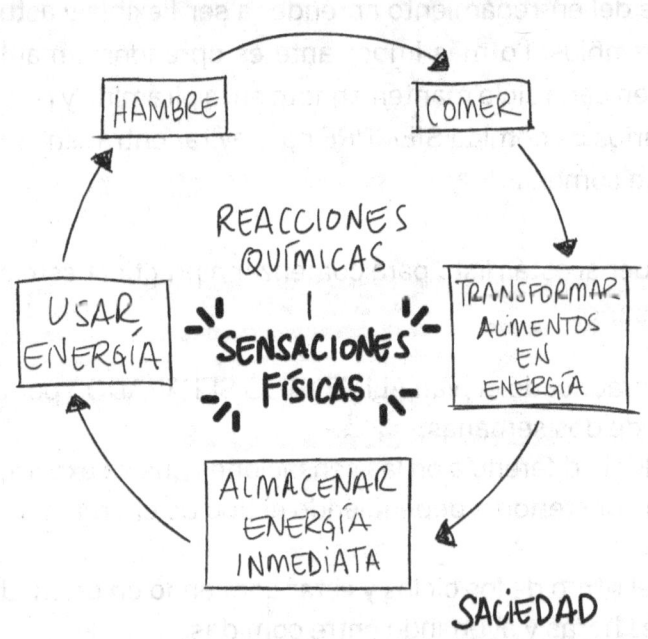

**Al entender de manera clara lo que las sensaciones informan podemos entender cómo funciona químicamente el cuerpo. Esto nos permite tener información a ciertos momentos del día que podemos utilizar a nuestro favor.**

En este plan de alimentación exploraremos a profundidad la sensación de hambre. Eso significa que la sentiremos en niveles altos. Como lo expliqué al inicio, la sensación de hambre es tan incómoda que es un catalizador de la actividad emocional, por lo cual es esperado que las emociones también se puedan exponenciar de manera intensa. Tómalo en cuenta para que estés preparado con la mejor actitud y no te desvíes.

## Plan de alimentación 2X

Objetivo de este plan:

-Reconocer los niveles de intensidad en la sensación de hambre y de antojo.
-Reconocer las sensaciones adicionales que se pueden presentar junto con la sensación de hambre.
-Clasificar los niveles de intensidad de la sensación de hambre en tu cuerpo.
-Reconocer la respuesta de tu cuerpo ante la falta de energía.

Para poder cumplir con los objetivos de este plan es necesario cumplir con la siguiente regla:

Hacer dos comidas al día de manera consecutiva que ÚNICAMENTE incluyan alimentos que no proveen energía (ENERGÍA tipo 0).

**-Todo tipo de verduras:** Espinaca, pimiento, champiñones, portobello, germinados de todo tipo: soya, betabel, alfalfa, etc. Cebolla, chayote, calabacita, brócoli, arúgula, jitomate, tomate verde, nopal, todo tipo de chile, coliflor, betabel, pepino, berenjena, rábano, apio , acelga y lechugas de todo tipo.

-Claras de huevo, filete de res, lomo de cerdo, pechuga de pollo (sin piel), pechuga de pavo, atún de lata en agua, atún fresco. Pescado blanco.

-Gelatina sin azúcar, merengues sin azúcar. Yogurt de tipo griego 0% grasa.

-Mostaza

-Vinagres de todo tipo: blanco, de manzana, de arroz, balsámico, etc.

-Sal, pimienta, tomillo, ajo, albahaca, orégano, comino, pimienta cayena. (puede ser fresco o seco)

-Aminos de coco, salsa tamari.

-Stevia y fruto del monje como endulzante.

Puedes escoger cualquier comida y snack del día que mejor te convenga dependiendo de tu rutina, pero recuerda que tienen que ser de manera consecutiva.

Al consumir alimentos que no proveen energía, el almacén de energía inmediata no se alcanza a abastecer lo suficiente para realizar las diferentes actividades de las horas posteriores, lo que provoca que la sensación de hambre se presente algunos minutos después de haber comido y te dé la oportunidad de observar; en ese momento podrás experimentar el aumento de intensidad en la sensación conforme pasa el tiempo y experimentar las demás sensaciones que se puedan presentar junto con ella.

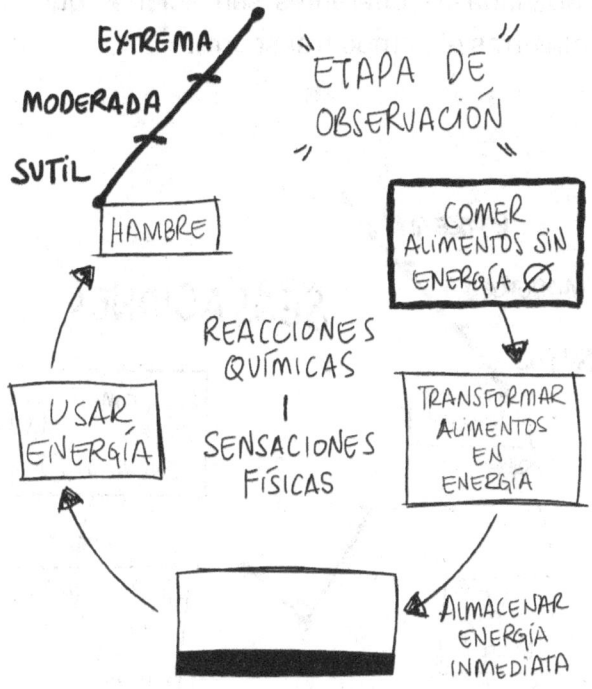

Al realizar dos comidas de manera consecutiva con energía 0, nos aseguramos de que el ciclo de uso y abastecimiento de energía se inicie al comer y que el cuerpo funcione de manera eficiente. Al consumir alimentos que no proveen energía, el almacén de energía inmediata no se alcanza a abastecer para realizar las actividades de las siguientes horas, por lo cual podemos experimentar la sensación de hambre de manera profunda.

En resumen, significa que vamos a "provocar" que el hambre aparezca rápidamente y con intensidad para poder observar lo que informa tu cuerpo por medio de las sensaciones que experimentas sin que dejes de comer ni interrumpas el ritmo de los ciclos.

Mientras la energía inmediata se agota, la sensación de hambre crece acompañada de diferentes sensaciones que se pueden presentar mientras el tiempo transcurre.

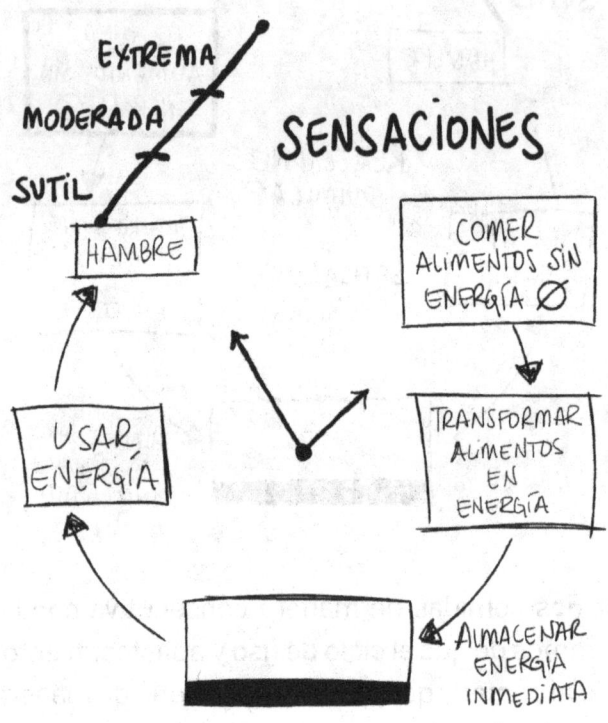

Las sensaciones de los niveles de hambre se pueden representar de la siguiente manera:

| Nivel de hambre | Sensaciones |
|---|---|
| Nivel sutil | Ligera necesidad de comer en donde los antojos no son tan evidentes. No se presentan demasiadas sensaciones físicas, lo cual te permite ignorarlas por algún tiempo, algunas veces puede pasar desapercibida. |
| Nivel moderado | Necesidad de comer, ligero cansancio, sensación de sueño, los antojos comienzan a aparecer, las sensaciones son difíciles de ignorar pero controlables. |
| Nivel extremo | Desesperación por comer, antojos relacionados con alimentos dulces, panes o pasteles; antojo por comida pesada, frita y rápida. ansiedad, falta de paciencia y tolerancia (irritabilidad). Las sensaciones son demasiado incómodas y casi incontrolables. |

*Recuerda que cada persona responde de una manera diferente y las sensaciones que describo solo son una guía; puedes tomar notas y agregar diferentes sensaciones que se presenten en tu cuerpo o tachar las que no se presentan.

Una vez que se hayan cumplido las tres horas, es necesario volver a comer.

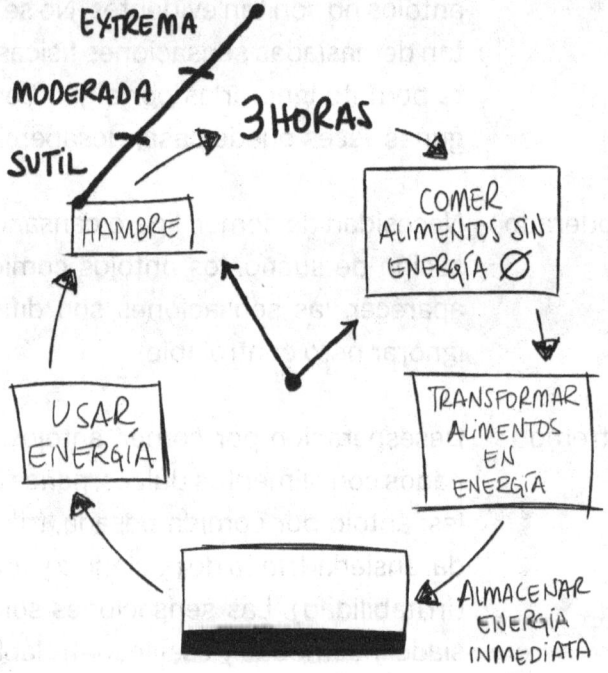

Las sensaciones esperadas en esta etapa de observación son sensaciones de nivel moderado, en donde la espera de tiempo para la siguiente comida es tolerable , por lo cual puedes resistir el ayuno de tres horas.

Al comer alimentos que no proveen energía, es esperado que la sensación de saciedad no sea tan clara, aunque hayas comido cantidades abundantes; también es esperado que tengas diferentes tipos de antojos.

Para algunas personas este proceso de observación resulta sencillo y para algunas otras, como yo, nos resulta bastante incómodo, pero recuerda que este es solo un proceso de autoconocimiento, no un estilo de vida; tómalo con calma.

Como siempre, tengo que aclarar que es muy importante mantener los horarios de tus comidas y, de ninguna manera, dejar pasar más de cuatro horas sin comer, aunque parezca que tu cuerpo tiene mucha resistencia ante la sensación de hambre. Mantener el ritmo entre comidas protege tu cuerpo y lo mantiene en un estado de bienestar y buen cuidado.

### EXCEPCIONES

Existen algunos casos en los que puede haber una excepción importante que tenemos que considerar.

Durante la etapa de observación, lo esperado es que tus niveles de hambre se mantengan moderados, en donde puedes tolerar el tiempo de espera a la siguiente comida. Pero existen algunos casos en los que la sensación de hambre sigue creciendo, y las sensaciones de nivel extremo se presentan sin detenerse. El nivel de hambre extremo se supera y se activa "la emergencia" por falta de energía en donde se pueden llegar a  presentar sensaciones que pueden ser: temblor, ligero del cuerpo, aumento del ritmo cardiaco, angustia y sentimiento de ligero pánico (a veces no tan ligero). También se puede presentar dificultad de concentración, sensación de falta de fuerza (energía), dolor de cabeza y cansancio extremo.

Cuando se activa la emergencia, el cuerpo reacciona químicamente de forma diferente al utilizar otros medios como fuente de energía y responde con "estrés" al tener que seguir llevando a cabo las actividades de funcionamiento vital, mental, física y emocional sin energía de los alimentos.

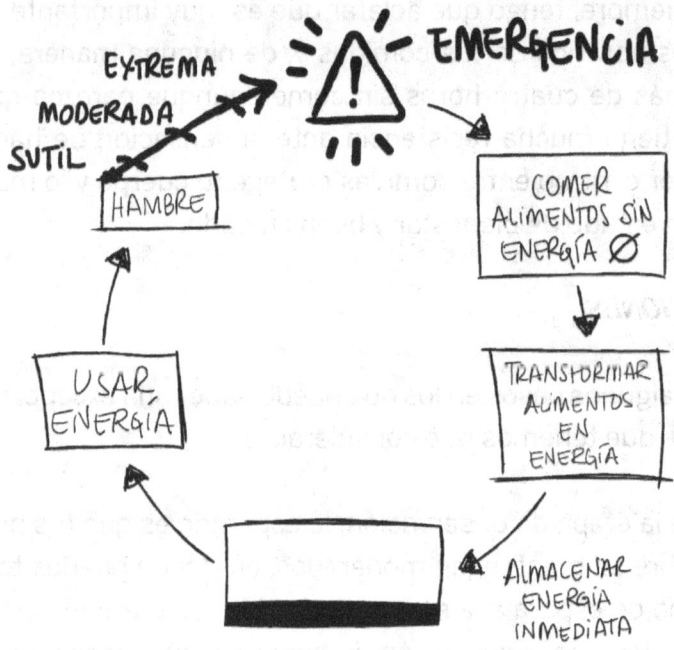

A pesar de que esta emergencia en teoría no requiere de acción médica inmediata en la vida real, y aunque pudieras "resistir" las sensaciones de emergencia con mucha "voluntad" el tiempo necesario para la siguiente comida, este es un proceso que no permite mantener un equilibrio en las reacciones químicas del cuerpo y en lugar de acercarte al bienestar, puede alejarte de él.

Es por esta razón que es muy importante EVITAR llevar al cuerpo a este estado. Por lo tanto, hay una excepción en el tiempo de espera para la siguiente comida en caso de que tu cuerpo responda con las sensaciones de emergencia.

Si reconoces las sensaciones de emergencia, sientes pánico o tu sistema nervioso se altera, es necesario acortar el tiempo antes de las tres horas. Esto quiere decir que tienes que volver a comer aunque no se hayan cumplido las tres horas.

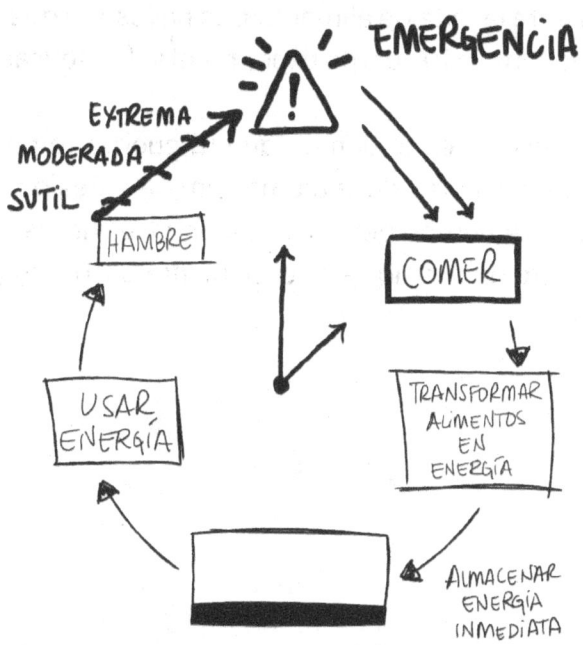

Para detener la emergencia, es importante volver a comer para iniciar un nuevo ciclo. Es importante que realices tu siguiente comida con las instrucciones que corresponden, ya sea nuevamente alimentos sin energía o alimentos separados (real y simple es una opción en caso de que la rutina o el entorno no te permita).

Este tiempo de observación y reconocimiento es muy importante. Las sensaciones de esta emergencia son las que en muchas ocasiones te pueden llevar al ciclo del deseo de comer y perder el control al responder ante ellas dándote un atracón de comida. La diferencia es que esta vez estás preparado con la información que necesitas para utilizar tus alimentos de una manera inteligente que te ayuden a seguir mejorando.

*'Observación importante.*

En caso de que tu cuerpo haya respondido con sensaciones de emergencia ante la falta de alimentos, es necesario que tomes el tiempo que le tomó a tu cuerpo experimentar las sensaciones de emergencia.
Este tiempo nos indica el tiempo que tu cuerpo te permite resistir sin energía a partir de la última comida antes de activar la emergencia. Este tiempo debe ser menor a tres horas y nos servirá como punto de arranque en el siguiente paso, así que toma notas.

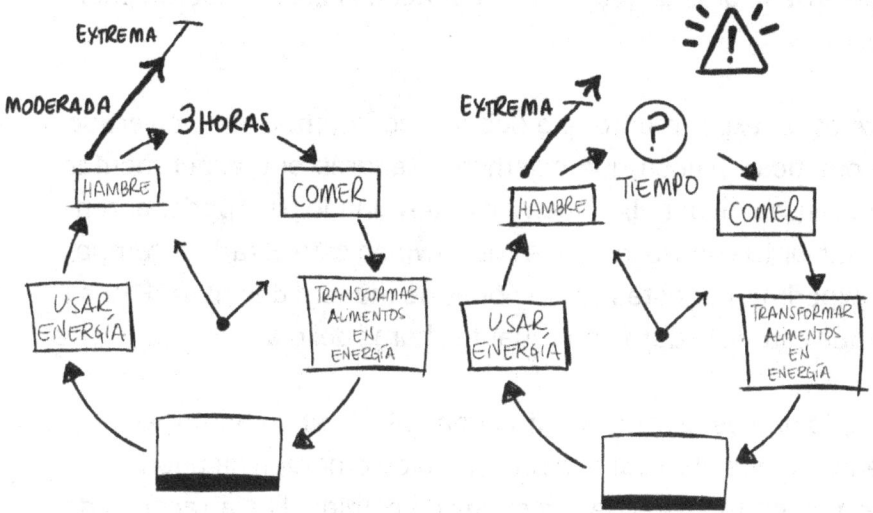

## PLANEACIÓN

Es importante que tomes en cuenta algunos factores que te permitirán estar mejor preparado para lograr el objetivo:

1. Al comer alimentos que no proveen energía, los niveles de hambre pueden llegan a crecer de manera CASI INMEDIATA, por lo cual te recomiendo que te prepares con snacks como: pepinos, zanahorias, apio, claras de huevo cocido. Ya sé que suena terrible. En el ejemplo al final del resumen comparto más ideas pero no te emociones; son igual de aburridas. Recuerda que esto es una experimentación, no un estilo de vida; solamente lo estamos utilizando para tu autoconocimiento.

2. El rendimiento de los alimentos que no proveen energía es mínimo, por lo cual, aumentar la actividad física en las horas posteriores a haber comido te puede llevar a la emergencia de manera directa, generando malestar físico, por lo cual recomiendo que NO realices ejercicio al explorar tus niveles de hambre, sobre

todo en las horas después de haber hecho las comidas sin energía.

Este es un experimento que debe de ser interesante y divertido de practicar. Piensa que solamente tendrás que experimentar esta sensación por algún tiempo determinado para poder entender mejor tu cuerpo; no tienes que vivir en este estado ni tampoco experimentar estas sensaciones de manera definitiva. Piensa en que esto solo dura unas cuantas horas del día.

Te pido que estés muy atento cuando el nivel de hambre es extremo, ya que al elevarse a un estado de emergencia puedes llegar a tener impulsos de atracones de comida. Los atracones de comida no son como la comida libre (cheat meal) que es planeada, en donde el nivel de hambre debería de estar en un nivel sutil o moderado al haber mantenido el ritmo entre los ciclos anteriores. Los atracones de comida vienen acompañados de desesperación y urgencia por comer, en donde puedes atacar la canasta de pan, los quesos o las botanas, comiendo sin control, lo cual, te puede mover al ciclo DEL DESEO DE COMER. Si esto sucede, recuerda bajar el nivel de dificultad del plan en el siguiente ciclo y mantén el ritmo en los horarios de comida.

## Es importante considerar:

-Hacer ejercicio en las horas siguientes a haber comido únicamente alimentos que no proveen energía provocará un nivel de intensidad de hambre extremo de manera rápida o incluso emergencia durante la actividad física. UTILIZA LA INFORMACIÓN QUE YA TIENES PARA PLANEAR BIEN LAS COMIDAS SIN ENERGÍA.

-En caso de haber hecho dos comidas consecutivas sin energía, deberás de comer en la estrategia: alimentos separados.

-En caso de no tener acceso a comida con alimentos separados puedes comer en la estrategia: alimentos simples.

* Recuerda siempre mantener el control. No hagas comida libre (cheat meal) si no estaba planeada

# Resumen

Plan de alimentación 2X

Duración: Dos semanas

Reglas principales

1. Comer cada 3 horas. Máximo cada 4 horas.
2. Comer alimentos de origen natural, alimentos reales, de simple preparación.
3. **NO** porcionar comida.
4. Hacer una comida libre (cheat meal) una vez por semana.
5. Consumir los alimentos separados dependiendo de la energía que ofrecen en cada comida (alimentos separados).
6. Hacer dos comidas al día de manera consecutiva que UNICAMENTE incluyan alimentos del grupo SIN ENERGÍA.

*Recuerda que siempre puedes seguir bajando la intensidad de los planes para mantener el control sobre tus alimentos en todo momento.

## ENERGÍA DE TIPO 1

-Trigo, arroz, maíz, cebada, avena, centeno, mijo, sorgo, quinoa y amaranto. Todos sus derivados como: tortillas de maíz, tostadas de maíz, tortitas de arroz inflado, arepas, palomitas de maíz (naturales , no de bolsa de microondas) etc.
-Frijoles de todo tipo, alubias, lentejas, habas.
Papas de todo tipo, y camotes.
-Pan de masa madre.
-Todo tipo de frutas frescas:
Fresas, frambuesas, cerezas, ciruelas, manzanas, moras, zarzamoras, tuna, piña, manzana, papaya, pera, mango, uvas, mamey, durazno, ciruela, sandía, guayaba, naranja, mandarina, lima, litchi, pitahaya (fruta del dragón), rambután, carambola, mangostán, chirimoya, maracuyá, guanábana, lulo, uchuva, y todo tipo de fruta.

## ENERGÍA DE TIPO 0

-Todo tipo de verduras: Espinaca, pimiento, champiñones, portobello, germinados de todo tipo: soya, betabel, alfalfa, etc. Cebolla, chayote, calabacita, brócoli, arúgula, jitomate, tomate verde, nopal, todo tipo de chile, coliflor, betabel, pepino, berenjena, rábano, apio , acelga y lechugas de todo tipo.
-Claras de huevo, filete de res, lomo de cerdo, pechuga de pollo (sin piel), pechuga de pavo, atún de lata en agua, atún fresco. Pescado blanco.
-Gelatina sin azúcar, merengues sin azúcar. Yogurt de tipo griego 0% grasa.
-Mostaza
-Vinagres de todo tipo: blanco, de manzana, de arroz, balsámico, etc.
-Sal, pimienta, tomillo, ajo, albahaca, orégano, comino, pimienta cayena. (puede ser fresco o seco)
-Aminos de coco, salsa tamari.
-Stevia y fruto del monje como endulzante.

## ENERGÍA DE TIPO 2

-Camarones, salmón, langosta, pulpo, piezas de pollo (pierna, muslo, alas), huevos completos (con yema) y yemas de huevo.
-Queso de cabra, queso mozzarella fresco, queso panela, queso feta, queso parmesano, yogurt griego con grasa.
-Nueces, almendras, pistaches, piñones, nuez de la india, macadamia, castañas y avellanas.
-Aceitunas, aguacate.
-Aceite de oliva, aceite de uva, aceite de ajonjolí, aceite de aguacate.
-Mantequilla clarificada (ghee)
-Leche de coco, leche de almendra (natural o empacada sin endulzar).
-Coco fresco, coco seco rallado, yemas de huevo.
-Ajonjolí, alcachofa, palmitos, hummus, garbanzo, linaza, chía.
-Cacao en polvo, granos de cacao, cacao nibs, chocolate amargo 70% sin azúcar.

Ejemplo del plan de alimentación 2X

Este es solo un ejemplo de cómo debería de ser tu rutina. Es para darte un guía y un pequeño ejemplo, pero recuerda que todos tenemos rutinas diferentes que además pueden cambiar todo el tiempo. Enfócate en comer cada tres horas Y ESCOGE LAS COMIDAS QUE MÁS TE CONVENGAN.

*Mantener la alimentación simple, sencilla y práctica.*

|  | Ejemplo 1 | Ejemplo 2 | Ejemplo 3 |
| --- | --- | --- | --- |
| Al despertar | **Tipo 1**<br>Yogurt griego con frutas | Manzana | Jugo verde |
| Desayuno | **Sin energía**<br>Claras de huevo revueltas con verduras<br>jugo verde | **Tipo 2**<br>Huevos revueltos con pechuga de pavo<br>aguacate | **Tipo 1**<br>Bowl de frutas mixtas con yogurt griego |
| Snack | **Sin energía**<br>Palitos de pepino rollitos de pechuga de pavo | **Tipo 1**<br>Sandwich de pavo con verduras. | **Tipo 2**<br>Café frío con leche de almendras<br>Palitos de pepino y zanahoria con hummus |
| Comida | **Tipo 2**<br>Salmón a la parrilla con verduras rostizadas<br>Chocolate sin azúcar | **Tipo 1**<br>Tacos de fajita de res<br>plato de piña | **Sin energía**<br>Ensalada con pollo asado<br>Vinagreta de balsámico sin aceite |
| Snack | **Tipo 1**<br>plato de fruta mixta | **Sin energía**<br>Yogurt griego | **Sin energía**<br>Cubitos de queso palitos de pepino |
| Cena | **Tipo 2**<br>Aguacate relleno de atún | **Sin energía**<br>Queso asado con ensalada verde | **Tipo 1**<br>Ensalada de pollo con aderezo de yogurt griego, tostadas horneadas |

# PASO 7. DESARROLLAR RESISTENCIA

Al experimentar de manera profunda la sensación de hambre, podemos saber cómo responde el cuerpo al someterlo a una deficiencia de energía extrema, así como el tiempo que tu cuerpo te permite aguantar antes de activar la emergencia y desde ahí partir a desarrollar la resistencia.

Con la práctica anterior obtenemos información en la etapa de observación de hambre en donde puede haber sucedido lo siguiente:

| QUE NO SE HAYA ACTIVADO LA EMERGENCIA QUÍMICA | QUE SÍ SE HAYA ACTIVADO EMERGENCIA |
|---|---|
| -La espera de tres horas después de comer alimentos que no proveen energía se pueden tolerar sin experimentar ningún tipo de sensación de emergencia. <br> -La sensación de hambre es moderada, y aunque es incómoda no detiene la productividad ni distrae. | - La espera de tres horas no es posible porque las sensaciones de emergencia se presentaron. <br> - La sensación de hambre es extrema, distrae y no permite realizar las actividades correspondientes. <br> - Las sensaciones de emergencia no permiten resistir el tiempo de 3 horas. |

La clasificación de la respuesta de tu cuerpo no es un indicador de algo malo. No es algo que te ponga en desventaja de ninguna manera; solo indica la respuesta del cuerpo y el punto de arranque para la siguiente etapa que consiste en *desarrollar resistencia ante la falta de energía sin que el cuerpo active la emergencia.* Tener esta información permite crear un plan sostenible asegurándonos de siempre mantener el cuerpo en un estado de bienestar.

El cuerpo respondiendo SIN EMERGENCIA ante la falta de energía, al reconocer la falta de energía inmediata, "abre la compuerta del almacén de energía de reserva" y libera la grasa hacia el almacén de energía inmediata para que pueda ser utilizada como fuente de energía en las actividades que estés realizando, la energía de tipo 3. La energía de reserva te cubre en el lapso de tiempo en el que se acaba la energía inmediata y vuelves a comer. Los niveles de hambre permanecen moderados durante las horas de ayuno entre las comidas hechas con alimentos únicamente que no proveen energía porque *el cuerpo se abastece de la energía de reserva por ese lapso de tiempo.*

Por otro lado, cuando el cuerpo ha respondido CON UNA EMERGENCIA ante la falta de energía provoca que la emergencia en sí misma, no permita que el cuerpo " abra la compuerta del almacén de reserva", lo cual detiene el ciclo. Es por esta razón que es muy importante sacarlo de este proceso que, cuando sucede, promueve el mal funcionamiento y no ofrece ningún beneficio.

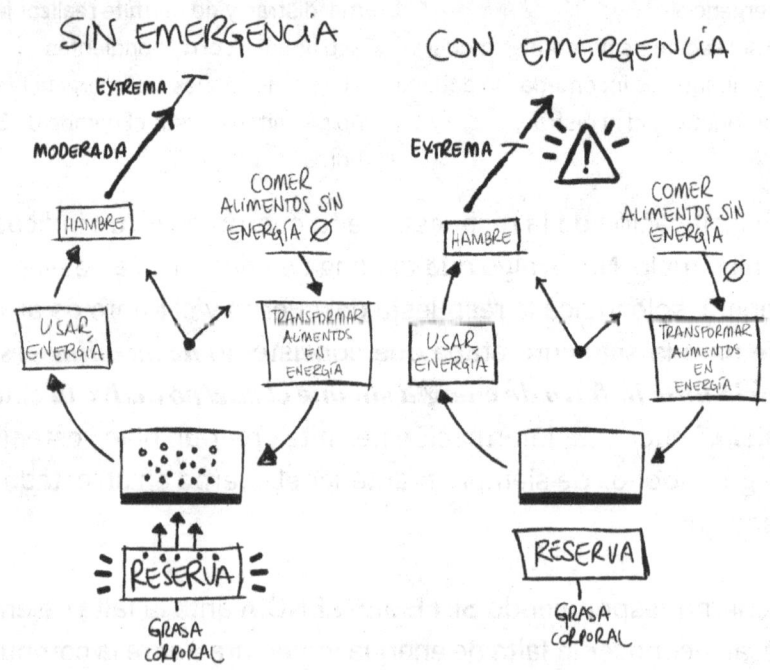

Como puedes seguramente concluir después de esta explicación, esta es la manera en la que el cuerpo responde usando la grasa almacenada en el cuerpo y como consecuencia se puede perder peso y talla. Pero te pido por favor que no te distraigas con eso, ni tampoco intentes otras prácticas que resulten lógicas a partir de estas conclusiones. Es importante mantenerte enfocado en el proceso y seguir confiando, ya que nuestro objetivo principal es entender el funcionamiento completo del cuerpo para de ahí, controlar la alimentación como mejor te convenga. El objetivo principal de este entrenamiento NO es la pérdida de peso ni de talla.

Si sientes que te ganan las ganas de ser flaco, y quieres intentar tus propios trucos con la finalidad de bajar de peso, regresa al paso 2.

La diferencia entre el cuerpo respondiendo con emergencia y no responder con emergencia depende de la resistencia que tu cuerpo tiene, *ya que la emergencia por falta de energía es un proceso que es inevitable que sucede tarde o temprano.* La única diferencia es el tiempo que el cuerpo "resiste" antes de activarla. Es por eso que los ayunos prolongados, la mayoría de las ocasiones, no ofrecen resultados y, fuera de eso, pueden ser bastante peligrosos a largo plazo.

La resistencia del tiempo que tarda en activarse la emergencia puede desarrollarse, ya que puede ser "controlada" tomando en cuenta varios factores que tenemos que cuidar para mantener el equilibrio en la química corporal.

Para poder seguir avanzando es importante que tengas el tiempo de inicio que trabajamos en el paso anterior. Si no lo tienes claro, regresa nuevamente al paso 6 para que lo obtengas.

Para desarrollar la resistencia a la emergencia química, debemos entrenar al cuerpo con la misma técnica que una persona que busca correr un maratón. Primero tiene que conocer cuántos kilómetros puede correr al un inicio, como punto de arranque, y de esta manera el entrenador puede crear un plan que le permita correr cada día más. Correr el maratón de un día a otro es muy poco probable, y existen posibilidades de lesión al intentar llevar el cuerpo al límite.

Basándonos en esta lógica, arrancaremos con el tiempo que obtuviste en el paso 6, utilizando alguna de las dos opciones diferentes:

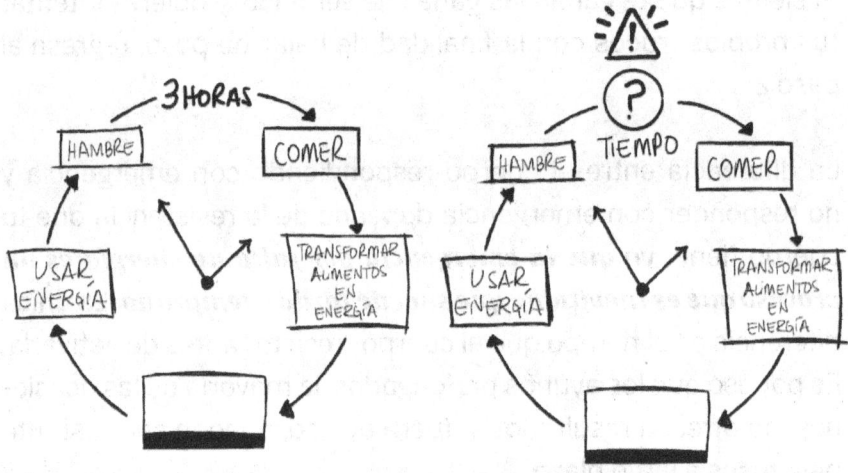

No te agobies tanto por el tiempo; solamente es importante que hayas experimentado las sensaciones de emergencia para que sepas que pueden existir y que las debemos evitar. La intención es no llevar al cuerpo a un límite mayor si no estás preparado. Si sientes todo bajo control, usa el tiempo de inicio de tres horas o bájalo a dos horas.

Existe un elemento clave en el ciclo de uso y abastecimiento de energía, ya que para que cualquier tipo de energía del almacén pueda ser utilizada, es necesaria la presencia del oxígeno.

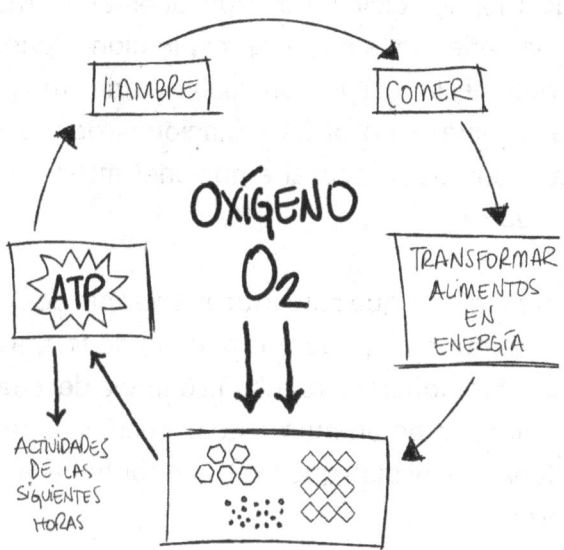

El oxígeno permite que la energía (de cualquier tipo) sea liberada del almacén y pueda ser utilizada para cualquiera de las actividades que el cuerpo realiza. Sin la presencia de oxígeno, ninguna actividad puede ser realizada; por lo tanto, las funciones vitales del cuerpo se comprometerían y la vida se acabaría.

El oxígeno es abastecido al cuerpo mediante la respiración. Al inhalar, el oxígeno entra a los pulmones, y estos lo introducen en la sangre para que pueda viajar por todo el cuerpo y así permitir que la energía sea utilizada. Es por esta razón que respirar es más importante que comer. Podemos sobrevivir días o semanas sin comer, pero solo minutos sin respirar.

La cantidad de energía que se puede liberar depende directamente de la cantidad de oxígeno disponible en la sangre. Cuanto más oxígeno haya en la sangre, más energía podrá liberar el cuerpo.

Cuando el cuerpo requiere más energía, la respiración se acelera de manera automática para aumentar el oxígeno en la sangre y así "solicitar" energía del almacén. Esto sucede, por ejemplo, cuando hacemos ejercicio. El cuerpo, al estar en movimiento y necesitar más energía, acelera la respiración. Cuando el movimiento se detiene, la respiración vuelve a un ritmo normal. Este mismo ajuste ocurre en otras situaciones donde se necesita energía extra, como al procesar emociones intensas como el estrés o el miedo.

Lo más interesante es que este proceso no solo ocurre de manera automática: también podemos hacerlo de forma consciente, esto significa que podemos regular la energía del cuerpo, al controlar la respiración en un momento específico y bajo condiciones controladas. En el plan que explico a continuación, te enseño cómo hacerlo.

# Plan de alimentación 2X

Objetivo de este plan:

-Desarrollar resistencia ante la falta de energía inmediata evitando cualquier emergencia química, que promueva el funcionamiento del cuerpo diferente.

-Experimentar sensaciones del cuerpo cuando se utiliza la grasa almacenada como fuente de energía.

-Regular la energía del cuerpo cuando el almacén de energía inmediata se encuentra en desabasto (solicitar energía de reserva).

Para poder cumplir con los objetivos de este plan es necesario cumplir con la siguiente regla:

Aumentar el oxígeno en la sangre por medio de la respiración controlada y extendida (7 veces).
Alargar el tiempo de ayuno entre comidas
por 30 minutos.

La respiración controlada y extendida es la acción de mantener la inhalación por tres segundos y después exhalar por tres segundos. Esta inhalación y exhalación debe ser únicamente POR LA NARIZ, con la boca cerrada. Es importante experimentar como los pulmones se llenan a máxima capacidad, así como también experimentar como se vacían en su totalidad. Es MUY importante no sostener la inhalación ni la exhalación, sino mantener el ritmo inhalando y exhalando extendiendo y controlándola.

La respiración controlada y extendida en cualquier momento del día ofrece beneficios poderosos, pero en esta ocasión la utilizaremos justo en el momento en el que necesitamos solicitar la energía de reserva.

La respiración controlada y extendida envía un mensaje al cerebro que dice: "revisión del cuerpo completada con éxito y sin inconvenientes." Esto indica que no existe ninguna emergencia ni ningún problema que "ponga en riesgo" la vida. Este tipo de respiración:

-Regula la energía del cuerpo,
-Relaja el sistema nervioso, y da una señal de "todo bajo control", lo que permite que el cuerpo funcione de manera óptima y eficiente.

La respiración controlada y extendida promueve un ambiente de calma y, si se practica en el momento donde la emergencia química puede ser activada, la controla enviando el mensaje de "todo bajo control".

Utilizaremos la respiración extendida y controlada como una estrategia para regular la energía del cuerpo, utilizando el tiempo de arranque. Es en ese momento preciso cuando la respiración se convierte en una herramienta para solicitar la energía de reserva al aumentar los niveles de oxígeno, y al mismo tiempo cancela o evita cualquier emergencia química que pudiera suceder. En pocas palabras, acomoda el funcionamiento óptimo y eficiente del cuerpo ante la falta de energía inmediata y solicita energía de reserva.

Al practicar este ejercicio, desarrollaremos la resistencia y el proceso de liberación de energía de reserva poco a poco se volverá un proceso automático y sutil.

Nuevamente, haremos dos comidas consecutivas usando únicamente alimentos que no proveen energía. Aplicando el tiempo de arranque, usaremos la respiración extendida y controlada alargando el tiempo de ayuno por 30 minutos más.

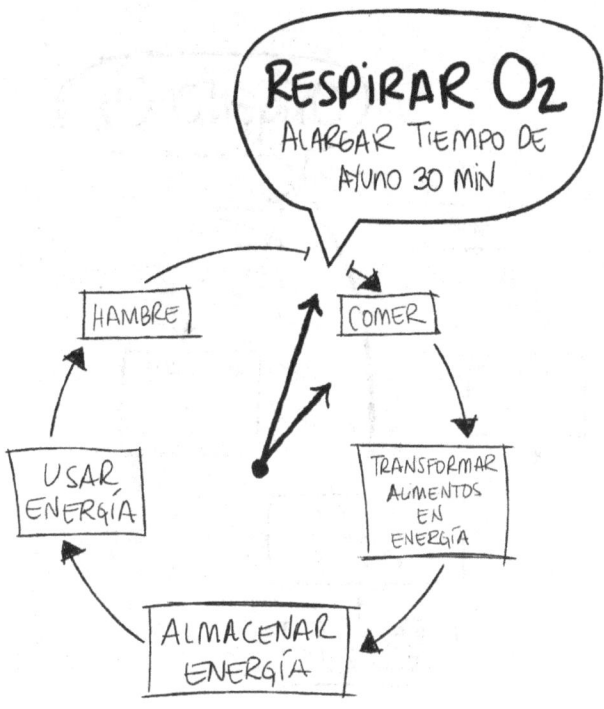

Como ya lo sabes y lo has experimentado, las sensaciones que se experimentan cuando el almacén de energía inmediata está en desabasto son bastante incómodas. Tener hambre, aunque sea de nivel moderado, es una sensación que molesta, y el momento previo a la liberación de la grasa (energía de reserva), es difícil y muy incómodo (necesidad intensa de comer, sensación de sueño y antojos).

La respiración extendida y controlada es la mejor herramienta para disminuir las sensaciones de este proceso y, que tu autoconocimiento llegue a un nivel de profundidad mayor.

Al aumentar los niveles de oxígeno, se regula la energía, el sistema de emergencia se apaga, y de forma sutil, la grasa almacenada (energía de reserva) se libera para transformarse en energía inmediata.

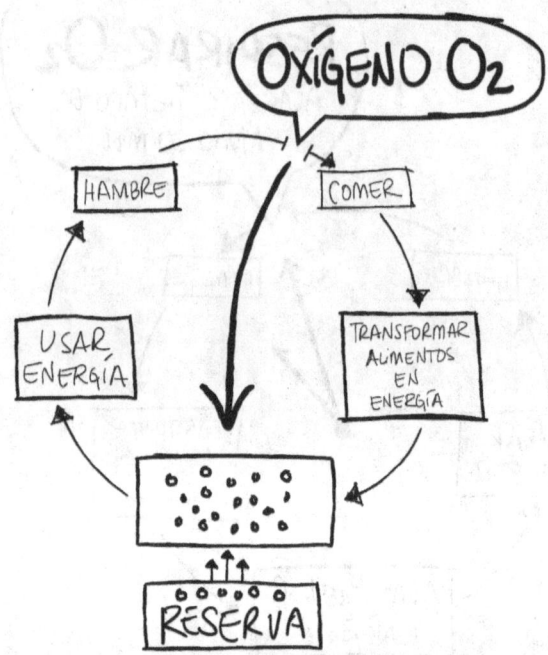

Una vez que la energía de reserva ha sido liberada, puedes experimentar una ligera sensación de "placer"; también se puede experimentar una especie de ligero calor corporal interno. La necesidad de comer es ligera, y a pesar de que sigues teniendo hambre y quieres comer, no quieres que esta sensación se vaya.

La actividad mental se realiza de una manera más eficiente y se aumenta la productividad, debido a que este tipo de energía permite que el cerebro funcione mejor.

Mientras la energía de reserva (la grasa) está siendo utilizada, se puede experimentar un sabor en la boca diferente que puede saber a frutas o alcohol. El olor en la orina también es diferente; podría describirlo como más intenso o marcado.

Cuando la energía de reserva (la grasa) es utilizada para realizar las actividades, la desesperación por comer no existe.

*El proceso mediante el cual puedes vivir de la grasa almacenada en tu cuerpo significa vivir de ti mismo; significa que el cuerpo es capaz de responder al entorno con un "No necesito de nada exterior y soy autosustentable". Este proceso se debe dar de manera sutil y natural en un cuerpo que funciona de manera óptima y eficiente. Este es el verdadero significado de bienestar, cuando el cuerpo responde de manera correcta ante cualquier emergencia.*

Este proceso no tiene la finalidad de perder grasa y peso, sino colocarte en un nivel de bienestar mayor y buen funcionamiento, provocando que tu desempeño diario se realice en un nivel de excelencia— convirtiéndote en un "superhumano".

### *Observaciones.*

Es importante experimentar las sensaciones que suceden durante esta práctica. Poder experimentarlas en conciencia te permite poder asociarlas con el proceso químico al que corresponden, por lo cual podrás reconocerlas durante el día, sabiendo que es lo que comunican.

A continuación comparto una imagen que puede ayudarte a ubicar mejor las sensaciones. Te invito a que anotes las sensaciones que experimentes, ya que te ayudarán a conectar y asociar con el proceso del ciclo. Esta información es importante para poder seguir avanzando en el siguiente paso.

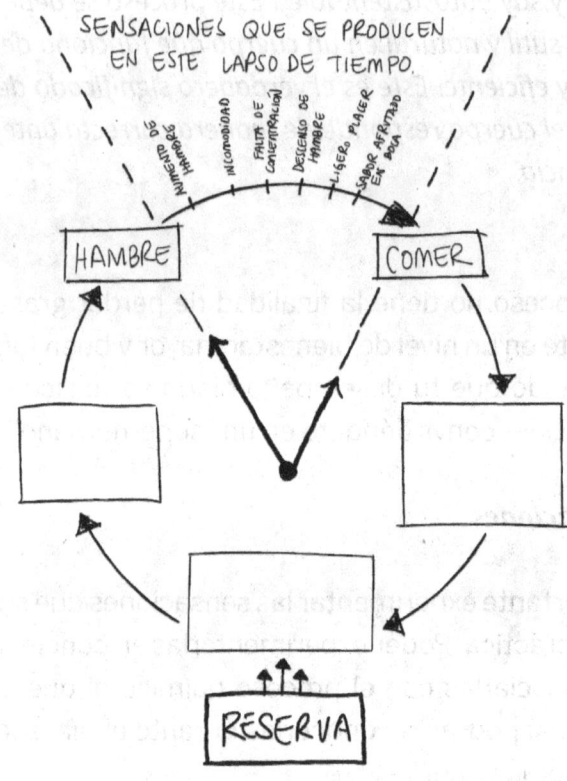

SENSACIONES QUE SE PRODUCEN
EN ESTE LAPSO DE TIEMPO.

AUMENTO DE HAMBRE

INCOMODIDAD

FALTA DE CONCENTRALIÓN

DESCENSO DE HAMBRE

LIGERO PLACER

SABOR AGRADABLE EN BOCA

HAMBRE

COMER

RESERVA

# Resumen

Plan de alimentación 2X
Duración: Dos semanas
Reglas principales

1. Comer alimentos de origen natural, alimentos reales, de simple preparación.
2. Respetar los tiempos de comida y ayuno en los ciclos.
3. No porcionar comida.
4. Hacer una comida libre (cheat meal) una vez por semana.
5. Consumir los alimentos separados dependiendo de la energía que ofrecen en cada comida (alimentos separados).
6. Hacer dos comidas al día de manera consecutiva que ÚNICAMENTE incluyan alimentos del grupo SIN ENERGÍA.
7. Utilizar la respiración controlada y extendida para regular la energía (solicitar energía de reserva).
8. Alargar el tiempo de ayuno por 30 minutos

*Recuerda que siempre puedes seguir bajando la intensidad de los planes para mantener el control sobre tus alimentos en todo momento.

Esto es solo un ejemplo. Tú puedes acomodar tus comidas como mejor convenga a tu rutina, y puedes experimentar y practicar las comidas sin energía cuando sea más fácil para ti.

| | Ejemplo 1 | Ejemplo 2 | Ejemplo 3 |
|---|---|---|---|
| Al despertar | **Tipo 1** Yogurt griego con frutas | Manzana | Jugo verde |
| Desayuno | **Sin energía** Claras de huevo revueltas con verduras jugo verde RESPIRACIÓN CONTROLADA Y EXTENDIDA | **Tipo 2** Huevos revueltos con pechuga de pavo aguacate | **Tipo 1** Bowl de frutas mixtas con yogurt griego |
| Snack | **Sin energía** Palitos de pepino rollitos de pechuga de pavo RESPIRACIÓN CONTROLADA Y EXTENDIDA | **Tipo 1** Sandwich de pavo con verduras. | **Tipo 2** Café frío con leche de almendras Palitos de pepino y zanahoria con hummus |
| Comida | **Tipo 2** Salmón a la parrilla con verduras rostizadas Chocolate sin azúcar | **Tipo 1** Tacos de fajita de res Plato de piña | **Sin energía** Ensalada con pollo asado Vinagreta de balsámico sin aceite RESPIRACIÓN CONTROLADA Y EXTENDIDA |
| Snack | **Tipo 1** Plato de fruta mixta | **Sin energía** Yogurt griego RESPIRACIÓN CONTROLADA Y EXTENDIDA | **Sin energía** Cubitos de queso Palitos de pepino RESPIRACIÓN CONTROLADA Y EXTENDIDA |
| Cena | **Tipo 2** Aguacate relleno de atún | **Sin energía** Queso asado con ensalada verde RESPIRACIÓN CONTROLADA Y EXTENDIDA | **Tipo 1** Ensalada de pollo con aderezo de yogurt griego, tostadas horneadas |

＊

# PASO 8.
# ENCONTRAR TU
# DIETA PERFECTA

La dieta perfecta tiene como objetivo que la energía siempre fluya de manera constante— la energía inmediata y también la energía de reserva. Al tener energía fluyendo en el cuerpo de manera constante, puedes experimentar el mejor estado de bienestar posible, ya que el cuerpo puede realizar las actividades de la vida diaria de la mejor manera, haciéndote sentir cómodo.

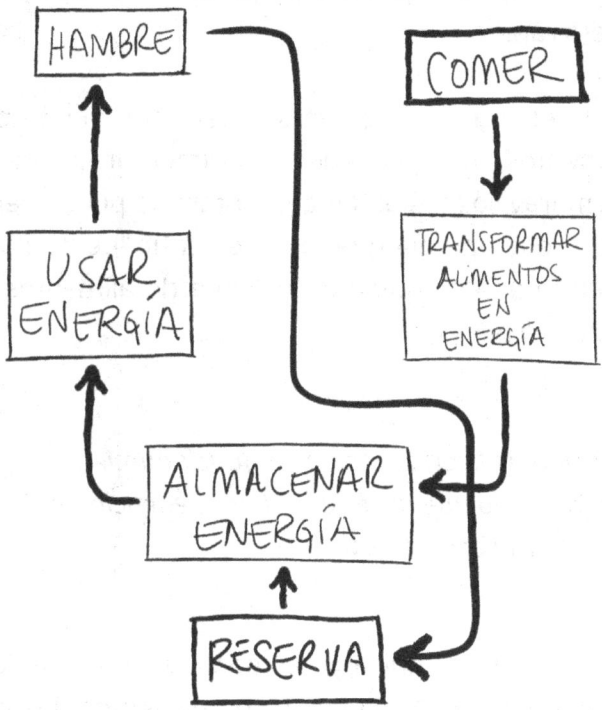

En la dieta perfecta se busca mantener un "equilibrio" entre la energía que se consume y la que se gasta, pero al no poder contabilizar la energía con exactitud, es normal que por pequeños momentos el cuerpo responda de manera rápida, liberando de forma sutil la energía de reserva cuando la energía de los alimentos que comiste por última vez no alcanza para rendir hasta el siguiente ciclo.

Esto generalmente sucede por minutos durante el día de manera sutil, ya que un cuerpo que opera de manera óptima y eficiente gasta mucha energía, por lo cual lo que comes se acaba rápido.

Conforme se sigue desarrollando resistencia al practicar, las sensaciones incómodas del momento en donde la energía inmediata se ha acabado se vuelven cada vez más tolerables y se experimentan en tranquilidad, ya que el cuerpo aprende a operar de manera rápida.

Cuando la energía de reserva se libera sutilmente por pequeños momentos del día, puedes experimentar una sensación de ligereza maravillosa; sientes que flotas; se puede sentir que te deshaces de la energía que te hace sentir "pesado y cansado". Vives siendo una máquina devoradora de alimentos deliciosos que opera a la perfección.

*"La sensación de ligereza y de buen funcionamiento en el cuerpo, es lo que hace sentir la pertenencia; te hace amarlo y te conecta con él."*

La dieta perfecta es única y personal, ya que está conformada por los alimentos que te gustan, los alimentos que disfrutas, y los alimentos que se acomodan a tu rutina, que te dan felicidad y te llevan al mejor estado de bienestar posible.

Para poder encontrar tu dieta perfecta, es necesario que aprendas a calcular la energía de la comida que pones en tu plato sin que sobre ni que falte energía para las siguientes horas. Aunque no se pueda medir la energía que se consume ni la que se gasta de manera exacta, es necesario hacer estimaciones que nos permitan operar el ciclo en una ventana de tiempo, estableciendo reglas estrictas que aseguren el buen funcionamiento del cuerpo.

## Plan de Alimentación. Tu dieta perfecta

Duración: Estilo de vida.

El objetivo de este plan es encontrar la dieta que mejor se acomode a tu rutina, a base de los alimentos que disfrutas, aprendiendo a medir la energía del plato, "calculando" la energía que necesitas en las siguientes horas.

Para poder lograr el objetivo es necesario:
- Establecer las reglas para comer.
- Aprender a calcular energía en el plato.
- Tomar en cuenta los factores que pueden incrementar el gasto.
- Establecer tu rutina.
- Incluir la respiración en el ciclo.

## Establecer las reglas para comer.

Al establecer reglas claras, nos aseguramos de que el cuerpo responda en un tiempo determinado, logrando que opere correctamente y sobre todo que se mantenga siempre saludable. De esta manera puedes aumentar tu nivel de exigencia para desarrollar cada vez más fuerza y control sobre tu cuerpo con la seguridad de que no llevarás a tu cuerpo a un límite que ponga en riesgo tu salud.

Reglas:

Comer alimentos de origen natural,
alimentos reales de simple preparación.

Al comer alimentos de origen natural, alimentos reales y de simple preparación, ***nos aseguramos*** de que el ciclo se complete de manera óptima y eficiente.

Mantener una disciplina estricta al comer y ayunar.

El acto de comer debe ser realizado en una ventana de 30 min. Una vez que los 30 minutos han pasado, debes dejar de comer y permanecer en ayuno estricto por un mínimo de tres horas. Ayuno estricto significa no comer absolutamente nada. No puedes meter nada a tu boca que no sea agua natural, nada de probaditas, sorbitos de bebidas, como té y café. ¡Ayuno!

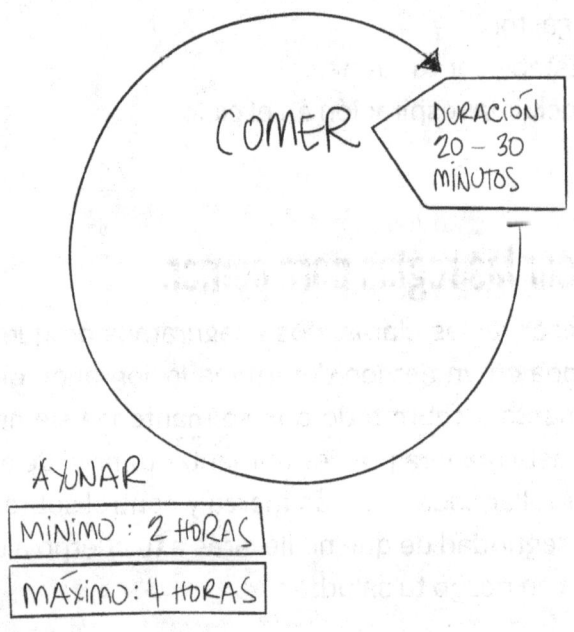

Al mantener esta disciplina de una manera estricta, nos aseguramos de que el ciclo se complete y que la energía inmediata se vacíe por completo. Las sensaciones del ciclo se intensifican, por lo cual *la comunicación del cuerpo se vuelve muy clara y concisa.* La sensación de hambre, saciedad, boca seca, olor de la orina diferente etc. se intensifican para comunicarte lo que sucede en tu cuerpo todo el tiempo.

Este punto es de gran importancia porque a partir de este momento, las sensaciones que experimentas serán tu guía; no queremos alterarlas porque podríamos llegar a confundirnos.

Si por alguna razón de trabajo, rutina, etc., tienes que salir de estos parámetros, que sea solamente por ocasiones especiales que se salen de tus manos, pero sabiendo que cuando esto sucede, estás llevando a tu cuerpo al límite y, sobre todo, las sensaciones que se presenten en las horas posteriores no serán tan claras y pueden confundirte. Cuando esto llegue a suceder, recuerda volver a tus horarios lo más pronto posible para volver al ritmo correcto.

Al comer alimentos de origen natural y respetar los horarios de comida y ayuno absoluto, se delimita el tiempo de duración del ciclo, quiere decir que, con esto, es esperado que el ciclo se complete en una ventana de tiempo de entre dos horas a cuatro horas.

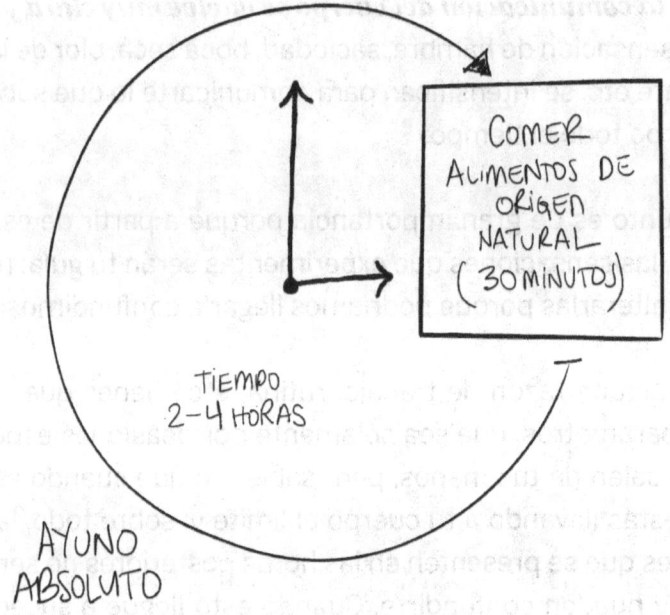

COMER ALIMENTOS DE ORIGEN NATURAL (30 MINUTOS)

TIEMPO 2-4 HORAS

AYUNO ABSOLUTO

Un cuerpo que funciona de manera óptima y eficiente presenta la sensación de hambre en un lapso de tiempo de dos a cuatro horas después de haber comido. El tiempo exacto en el que la sensación de hambre se presenta después de comer depende de la energía que se consumió en la última comida y la energía que se gastó en las siguientes horas. A esta variable la llamo: *elasticidad del tiempo del ciclo.*

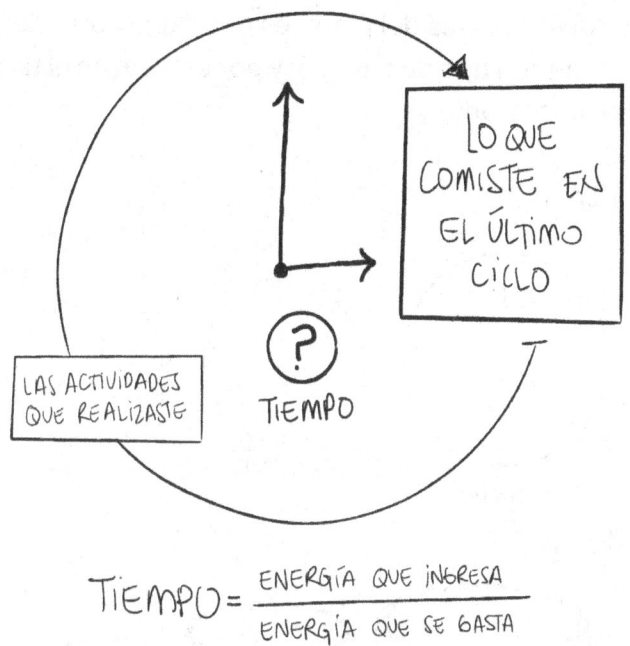

$$TIEMPO = \frac{ENERGÍA\ QUE\ INGRESA}{ENERGÍA\ QUE\ SE\ GASTA}$$

Esto quiere decir que, depende de lo que comiste y de las actividades que realices en las horas posteriores, la sensación de hambre puede comenzar a aparecer en un lapso de tiempo de entre dos horas a cuatro horas.

**Energía que se consume/ lo que comes.**

Para poder calcular la energía que ingresa al comer, es necesario utilizar un sistema de proporciones en el plato que nos permita acercarnos lo más posible a un tiempo de tres horas.

Utilizar un sistema de proporciones significa que no vamos "medir" la comida en gramos, ni mucho menos limitarla. Significa que proporcionaremos el plato con instrucciones para realizar las actividades de las siguientes tres horas.

La proporción es la relación entre las partes de un todo. Esto significa que un "todo" es tu plato y lo que queremos entender es la relación de las partes del plato; es decir que parte del plato se utilizará para cada tipo de energía, y por esta razón el tamaño del plato no es importante.

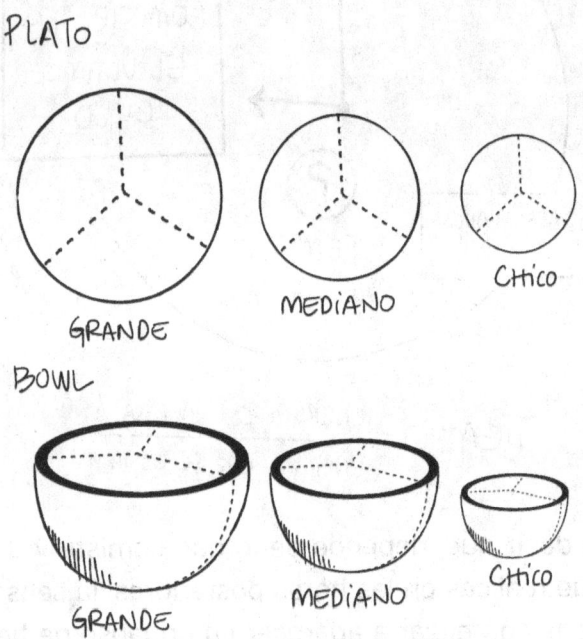

Esto quiere decir que puedes utilizar cualquier tamaño de plato mientras sigas las proporciones recomendadas para que tus porciones se ajusten.

### Energía que se gasta/ actividades que realizas

Para poder calcular la energía que se gasta al realizar las actividades, es necesario entender que puede haber una disminución o incremento importante en el gasto de la energía dependiendo de las actividades que realices en las siguientes horas. Esto puede afectar la elasticidad del tiempo del ciclo, por lo cual es importante clasificar el nivel de intensidad con las que se pueden llevar a cabo las actividades. Entre más alto sea el nivel de intensidad de la actividad, más energía se necesita para llevarla a cabo.

Las actividades dependiendo del nivel de intensidad con la que se realizan se clasifican en tres intensidades: baja, media y alta.

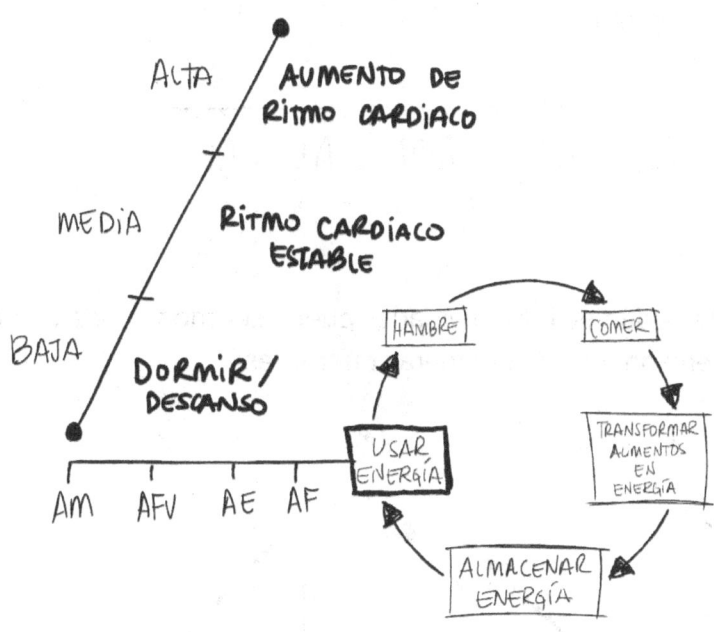

La clasificación de la intensidad de las actividades depende del impacto que tienen sobre el ritmo cardiaco, el esfuerzo físico o el nivel de concentración.

Al enfrentarnos ante cuatro diferentes actividades que pueden realizarse en diferente intensidad al mismo tiempo y que pueden cambiar de un minuto a otro, es necesario asumir un nivel medio en las actividades a menos que tú mismo sea quien decida alterarlas.

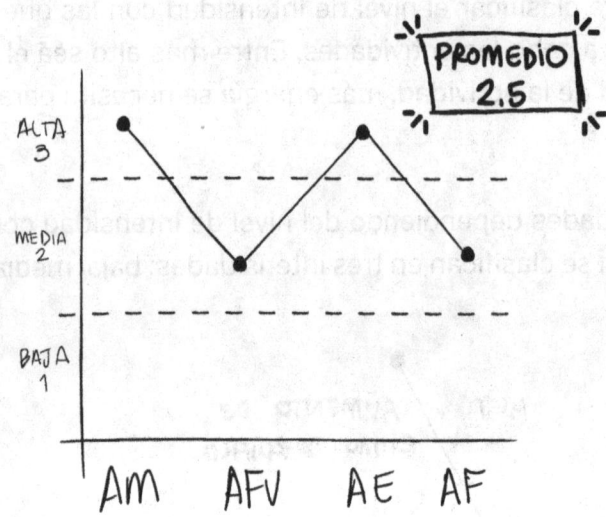

La intensidad de las actividades puede ser modificada de manera intencional de dos maneras diferentes:

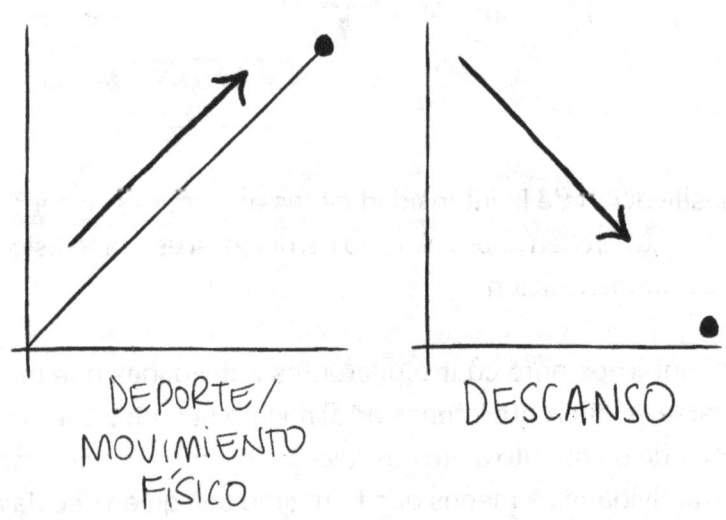

Es muy importante considerar que al aumentar o reducir la intensidad de las actividades, el gasto de energía se incrementa o se reducirá alterando el tiempo del ciclo. Esto tendrá efectos en el tiempo en el que la sensación de hambre y tienes que estar preparado para un cambio cuando esto suceda.

Una vez que ha sido establecido el ingreso de energía para rendir tres horas con un gasto de energía en un nivel medio, podemos comenzar las instrucciones de proporciones en el plato.

## Calcular energía en el plato usando PROPORCIONES.

Para poder proporcionar la energía del plato con una duración aproximada de tres horas con un gasto de energía de intensidad media. Es necesario proporcionar el plato entre los tres tipos de energía.

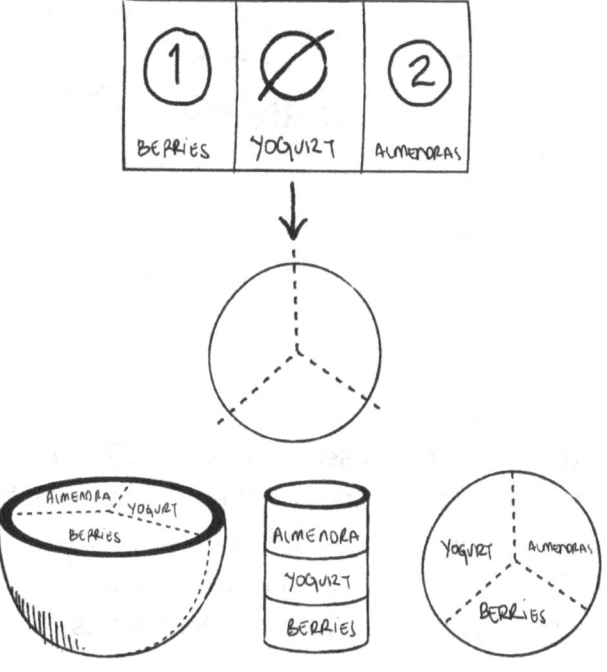

Nuevamente, recuerda que el tamaño del plato no importa.

Al comer proporcionando el plato de esta manera obtenemos un buen rendimiento de la energía en un tiempo estimado de tres horas aproximadamente. Esto nos permite "manejar" el nivel de hambre por estas horas para que no crezca demasiado rápido y con intensidad. Si esto sucede, mantener la disciplina resulta más complicado y tomar malas decisiones en la siguiente comida es más probable.

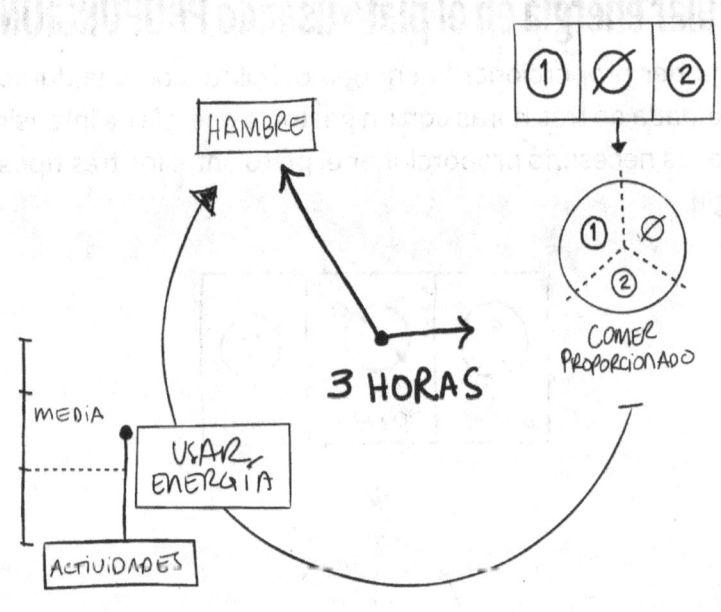

Esta proporción ofrece una sensación de saciedad extraordinaria al utilizar los diferentes tipos de energía y también te permite experimentar con diferentes platillos deliciosos que utilizan ingredientes de todo tipo de energía, por lo cual esta es mi forma favorita de comer (y de la mayoría de mis clientes).

Al no poder contar con un sistema de medición exacto, lo esperado es pequeñas variables al medir la energía que se consume
y pequeñas variables en el gasto de la energía de las siguientes
horas.

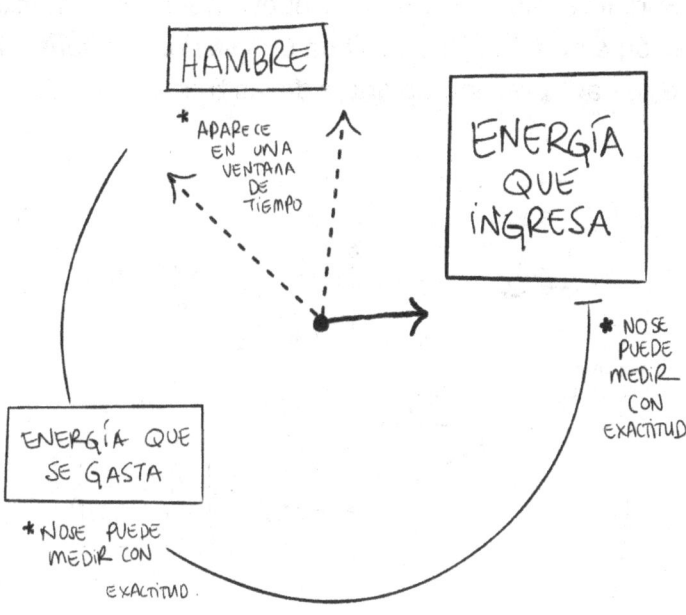

[Por lo tanto, estableceremos una regla para la duración del ayuno entre comidas que nos permita mantener controlado el tiempo del ciclo, la cual es:]

No comer antes de que hayan pasado tres horas ni después de más de cuatro después de haber terminado la
última comida.

Esto significa que en algunas ocasiones el hambre puede llegar tan solo dos horas después de que hayas comido, pero tendrás que esperar hasta que se cumplan las tres horas, haciendo un ayuno absoluto.

Esto provoca que tu cuerpo responda liberando la energía de reserva. Para intensificar el proceso, nuevamente podemos usar la respiración extendida y controlada una vez que la sensación de hambre se haya presentado antes de las tres horas.

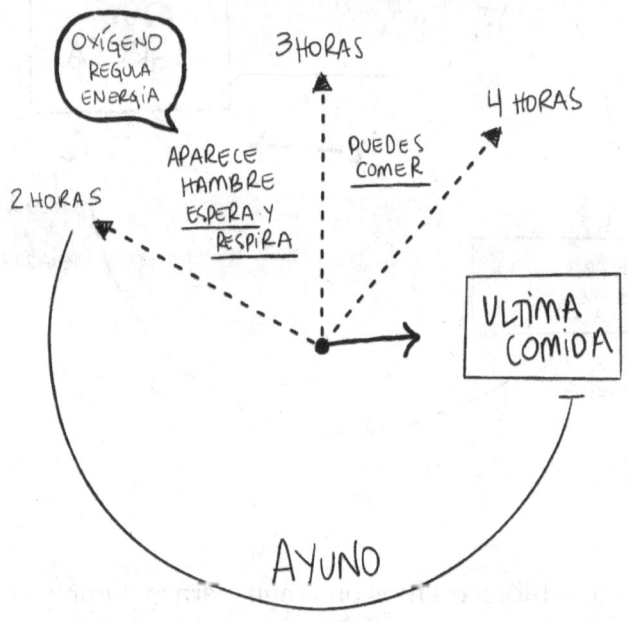

Respetar los horarios entre comidas y utilizar la respiración para regular la energía permite que el cuerpo responda liberando constantemente la energía de reserva en momentos durante el día. También te protege de no llevar tu cuerpo al límite. Crea una limitante en donde, cuando el hambre se presenta antes de las tres horas, puedes hacer uso de tu coraje, fuerza y disciplina para aguantar el tiempo que falte con la seguridad de que tu esfuerzo valdrá la pena y en donde al mismo tiempo estás cuidando de tu bienestar. El cuerpo tampoco guarda energía de reserva al mantenerse recibiendo energía con ritmo de manera constante y asegurando que el almacén se vacíe por completo en cada ciclo con el ayuno estricto. Al principio parece complicado, pero en realidad es más fácil de lo que parece.

Es esperado que durante el ciclo experimentes todas las sensaciones que hemos experimentado en los pasos anteriores de manera más sutil al combinar todos los tipos de energía en el mismo plato. Recuerda que la comunicación de tu cuerpo son las sensaciones que experimentas, por lo tanto, las podemos utilizar para asegurarnos que lo que estamos sintiendo, es una señal de que está funcionando como debe.

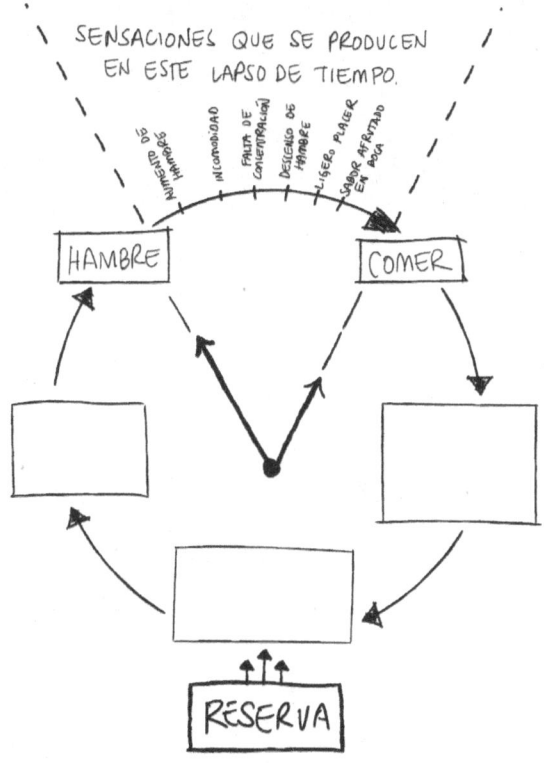

Este estilo de vida te permite, poco a poco y con constancia, que tu cuerpo tome la mejor forma posible en base a tu genética, es decir, a la forma natural de cuerpo. La reserva de grasa almacenada se elimina de manera natural y sutil, y que además, te eleva a un nivel de "super humano", desarrollando cada vez más tu fuerza y tu poder.

¡Felicidades por haber llegado hasta aquí!

# Resumen

Plan de alimentación: Tu dieta perfecta.
Duración: Estilo de vida.

1. Comer alimentos de origen natural, alimentos reales de simple preparación.
2. Proporcionar el plato de manera igual para los tres tipos de energía.
3. Mantener una disciplina estricta al comer y ayunar.
4. No comer antes de que hayan pasado menos de tres horas de la última comida.
5. Utilizar la respiración controlada.
6. No pasar más de cuatro horas sin comer.
7. Hacer una comida (cheat meal) una vez por semana.

Ejemplo:
7 am: despertar.
8 am: huevos revueltos con verduras, tortillas de maíz.
11 am: yogurt griego 0% grasa con fresas y crema de cacahuate.
2 pm: ensalada de lechugas, salmón a la parrilla, plato de fruta de postre.
5 pm: cubitos de queso panela fresco, manzana, almendras.
8 pm: smoothie de moras azules, plátano, espinaca y leche de coco.
10 pm: dormir.

# Estrategias.

Existen varias formas de manipular los ciclos para tener momentos más extendidos de uso de grasa como fuente principal de energía. Esto puede ser con fines de aumento de creatividad o de la capacidad operativa mental. También puede haber cambios en la rutina que no te permitan mantener el horario, es decir, que ya te toque comer y que no sea posible por asuntos de trabajo etc. Por lo cual podemos utilizar estrategias que te permitan hacer modificaciones en las proporciones del plato, en la intensidad de la actividad física o en el tiempo del ciclo sin que esto genere confusiones. De esta manera puedes acercarte cada vez más a la dieta perfecta.

Esta información te permite planear de manera más efectiva tu rutina cuando buscas momentos en los que deseas un aumento en la creatividad o en la productividad, y te convierte en un experto en la energía de tu cuerpo.

Al comenzar a alterar tanto las proporciones del plato, el tiempo del ciclo o la intensidad de las actividades, las variables aumentan. *Es por eso que siempre que quieras hacer algún cambio, lo hagas de uno por uno,* es decir, que sólo puedes decidir alterar una de las variables. Recuerda que si no se mantiene un equilibrio el cuerpo opera en modo emergencia o lo puedes llevar al límite alejándote del verdadero bienestar.

# Extender el tiempo del ciclo.

Al calcular la energía del plato equilibrando los tres tipos de energía en partes iguales, la sensación de hambre aparece alrededor de tres horas después, por lo cual puedes hacer uso de la respiración extendida y esperar 30 minutos más para poder liberar reservas de tu cuerpo de manera consciente, entonces deberás comer tres horas y media después de la última comida.

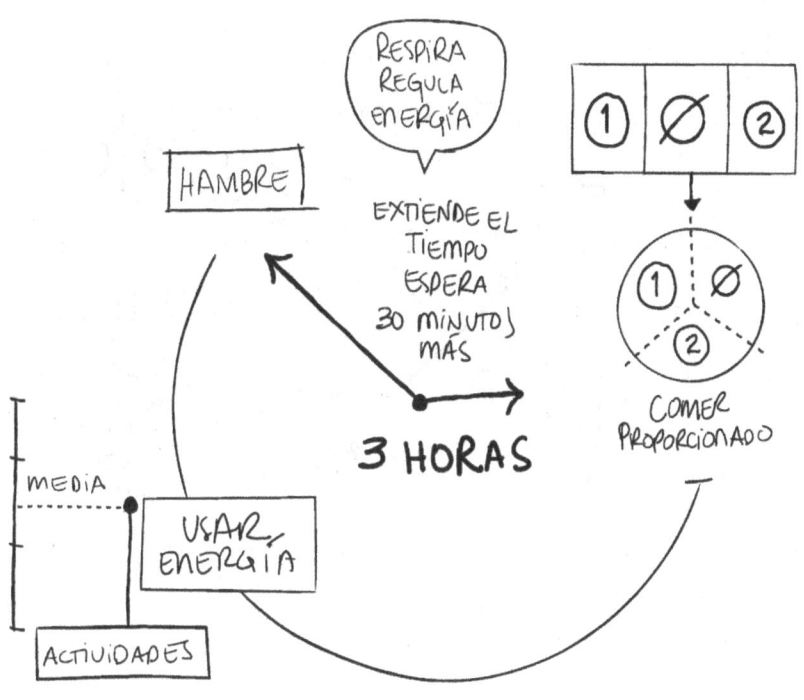

# Modificar la intensidad de las actividades.

### Elevar la intensidad de la actividad física.

Al elevar la intensidad de las actividades, la energía se gasta más rápido, por lo cual, la sensación de hambre llega antes y con mayor intensidad. Al proporcionar la energía en partes iguales, será esperado que no alcance a llegar a tres horas y la sensación de hambre llegue con mayor intensidad. Respira y espera a que se cumpla el tiempo.

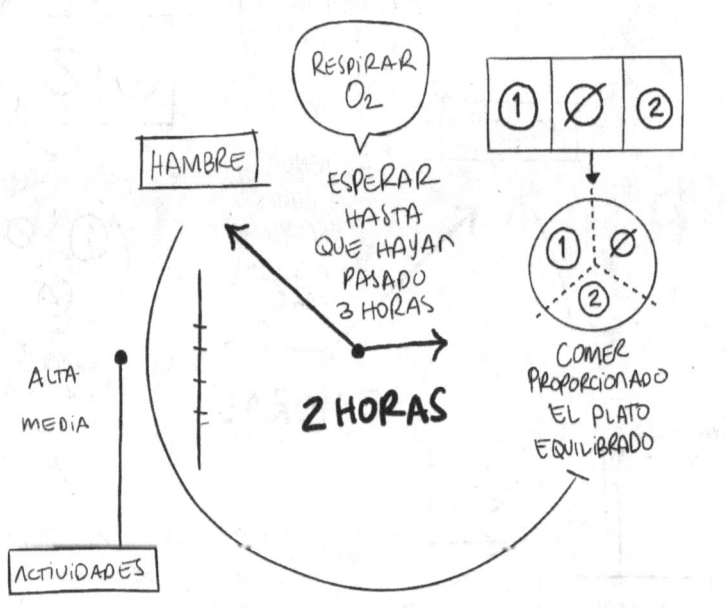

### Bajar la intensidad de la actividad física, mental y emocional.

Al reposar, descansar o dormir, la energía se gasta más lento, por lo cual al proporcionar las tres energías en partes iguales la duración del ciclo se alarga y puedes esperar cuatro horas para asegurarte que hayas gastado toda la energía que consumiste.

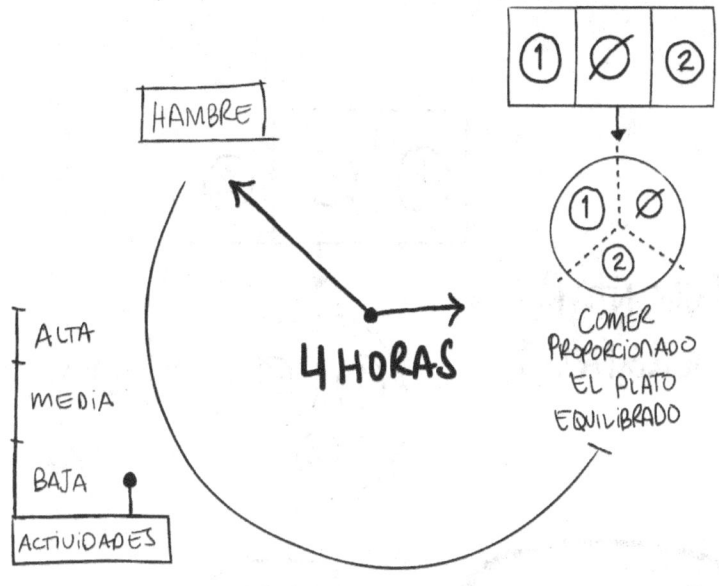

## Modificar las proporciones del plato

Al modificar las proporciones del plato, se altera la estimación del tiempo del ciclo, por lo cual te comparto las reglas para obtener un rendimiento diferente.

### *Aumentar energía 0*

Al aumentar la energía 0 con una proporción extra, con un gasto de energía de intensidad media, obtienes un tiempo aproximado 2.5 horas de rendimiento. Esto se debe a que los alimentos de energía 0 requieren de energía para ser transformados en energía, por lo cual, agregar más a tu plato provocará que tu cuerpo gaste más energía en ese ciclo al tener que procesarlos.

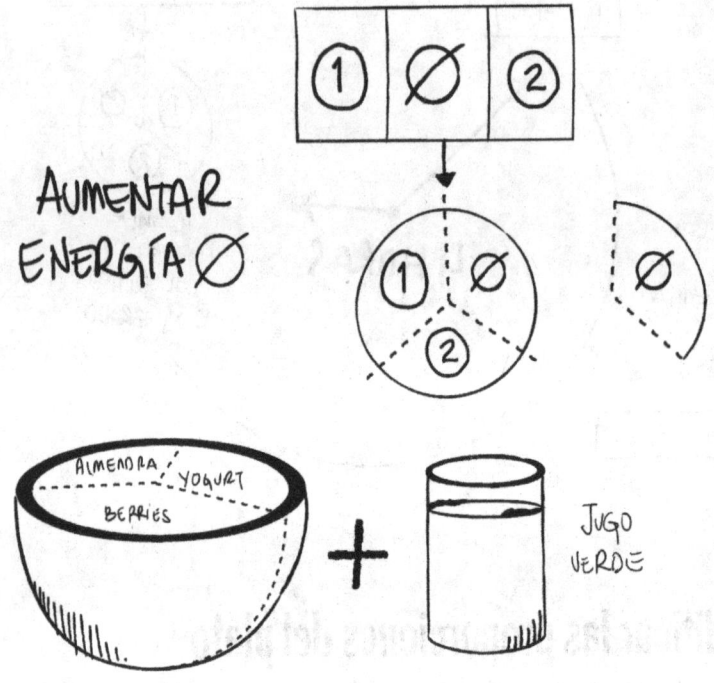

### Eliminar energía 0

Eliminar específicamente los alimentos de energía 0 en el plato te da un rendimiento aproximado de 4 horas con gasto de energía de intensidad media. Este tipo de proporciones en el plato se pueden utilizar al realizar actividad física en las siguientes horas o al enfrentarte a una larga jornada muy intensa de trabajo.

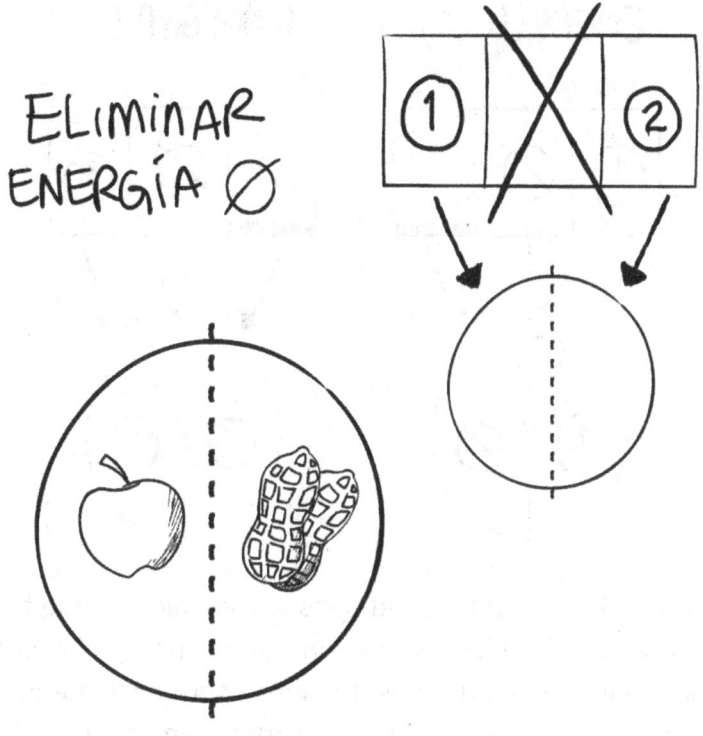

ELIMINAR
ENERGÍA Ø

### Reducir energía 1 o energía 2

Al reducir ya sea los alimentos de energía tipo 1 o los alimentos de la energía tipo 2, obtendremos un rendimiento aproximado de 2 horas con un gasto de energía de intensidad media. Es importante aclarar que solamente puedes reducir, pero no eliminar.

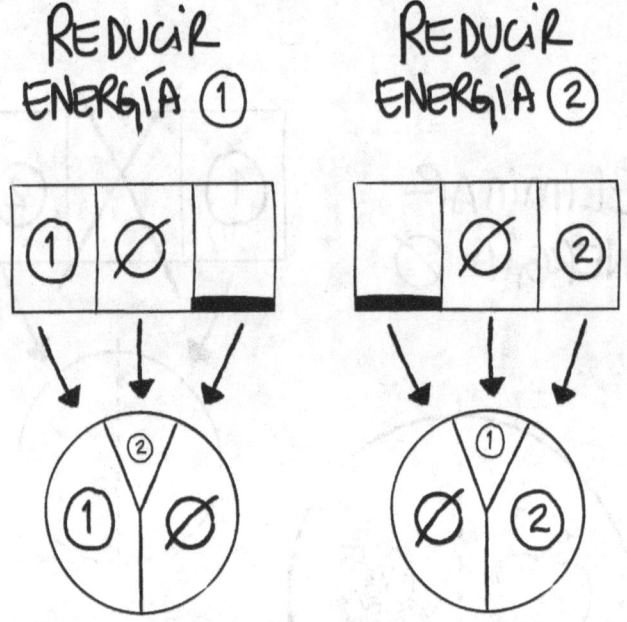

Para poder utilizar estas estrategias te recomiendo que te sientes a revisar tu rutina. Comienza con la hora en la que te levantas y la hora en la que te duermes; también escribe las horas en las que normalmente comes. Separa la rutina entre los días de la semana y los días de fin de semana, y observa la rutina que ya tienes preestablecida (todos tenemos una). Escribe tu rutina de ejercicio y, en base a eso, planea tus comidas. Observa si existe algún momento en tu rutina que puedas hacer algún cambio en la proporción del plato que te pueda beneficiar.

Aunque esto parezca mucho trabajo, en realidad es algo que, una vez que lo haces, se mantiene de la misma manera, ya que todas las personas seguimos una rutina todo el tiempo. Y cuando tienes una que te hace sentir bien y te mantiene saludable, te enamoras de ella. Es muy normal que una vez que la establezcas, la sigas con entusiasmo y la extrañes cuando, por razones de trabajo o familiares, te tienes que alejar de ella.

Analiza tu rutina, implementa los cambios y observa los resultados. Recuerda que tu cuerpo te habla siempre. Escúchalo con las sensaciones que ya conoces y no te detengas hasta que lo hayas conseguido.

Recuerda que lo importante es comer un ciclo a la vez, tomando en cuenta que cada ciclo tienes la oportunidad de decidir cómo quieres que ese ciclo funcione; así que relájate y disfruta. Piensa que cada vez que metes algo a tu boca, estás iniciando un ciclo nuevo que tiene oportunidad de ser uno que te haga sentir bien.

✳

# PASO 9. VIVIR AL MÁXIMO POTENCIAL

Vivir al máximo potencial, en mis propias palabras, se define como: ser la mejor versión de ti mismo sin importar lo que pase alrededor. Es enfrentarse a lo maravilloso y a lo difícil de la vida de la mejor manera, con claridad mental y con un cuerpo fuerte que permita procesar las emociones de manera sutil y controlada.

Vivir al máximo potencial significa estar presente y saborear los pequeños detalles del día a día; significa sentirse pleno y suficiente. Es sentirte cómodo en el cuerpo en el que vives y portarlo con orgullo. Es sentir agradecimiento por estar vivo todos los días y amarte tal y como eres.

Estoy convencida de que, al comer en base a la energía que obtienes de los alimentos, te convertirás en una persona de alto rendimiento (físico, mental y emocional) en donde podrás vivir todos los días al máximo potencial, enfrentando todas las sorpresas que la vida tenga para ti.

Es mi deseo más profundo que, mientras utilices la energía de los alimentos en tu día a día, descubras nuevos talentos y hobbies, que puedas saborear cada segundo de tu vida y que nada pase desapercibido. También te deseo que sea un camino que te lleve a la excelencia, que te lleve a cumplir tus objetivos y te traiga éxito en todas las áreas de tu vida. Que sea un camino que te lleve a descubrir tu propósito en la vida o te abra nuevas rutas que te permitan expandirlo.

# *

# PASO 10. SERVIR Y COMPARTIR

Saber utilizar la comida para mantener el cuerpo sano, fuerte y con energía fluyendo constantemente fue la herramienta más poderosa que me permitió servir a mi familia. Me ayudó a crear un ambiente cálido y cómodo en el que pude abrir la puerta a conversaciones profundas, a crear espacio para compartir sentimientos y emociones que, por un lapso de tiempo, solo fueron difíciles.

Descubrí que rostizar tomates con ajo para la pasta, es la mejor manera de conectar con los niños, pero sobre todo con los adolescentes hambrientos. Cada vez que quiero reunir a mi familia dentro de la casa para conversar, pasar tiempo con ellos o hacer planes para las vacaciones, lo único que tengo que hacer es "rostizar tomates con ajo". El olor de los tomates con ajo en el horno provoca que en tan solo cuatro minutos después de haber puesto el molde en el horno, alguien en la casa grite: "¿hay pasta?" El primero que llega a la cocina ayuda a poner la mesa y todo el ritual alrededor de la comida se vuelve magnífico: las conversaciones fluyen, el ambiente se disfruta, y lo mejor de todo es que después de haber comido, la sensación de placer es perfecta, sin culpas ni arrepentimiento. Es un placer que te acaricia el alma y te da energía para seguir avanzando en tu día.

Descubrí que una casa puede estar sin muebles, pero si huele a tomates, no los necesita. Descubrí que el platillo favorito de mi familia es el más barato, que prepararlo solo toma 17 minutos y que cambiando el tipo de queso se convierte en un platillo completamente diferente. Pero lo más importante que pude descubrir fue que preparar comida es una forma de amar, de servir y de compartir.

Deseo que toda la información que has encontrado en este libro sea una herramienta que te ayude a servir y a compartir, porque sirviendo y compartiendo se vive con propósito, se vive con sentido y se vive feliz. Como dijo La Madre Teresa de Calcuta: "El que no vive para servir, no sirve para vivir".

**Así que, si vas a servir, por favor, ¡sírvelo en un buen plato!**

## *Agradecimientos*

Principalmente a mi amiga Mariana Murillo, por su confianza y apoyo incondicional; este libro también es tuyo.

A mis amigas del grupo de oración de mi iglesia, Northrock, gracias por orar sin parar conmigo.

Y a todos los amigos de mi comunidad Yogashala San Antonio, gracias por compartir su energía conmigo.

* 9 7 9 8 9 9 9 5 7 0 2 1 5 *